Comprender la

Degeneración Macular
Asociada a la Edad (DMAE)

Comprender la
Degeneración Macular Asociada a la Edad (DMAE)

Anniken Burés
Rafael Navarro

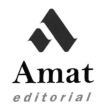

Amat
editorial

Autores: Anniken Burés y Rafael Navarro

Director de la colección: Emili Atmetlla

© Editorial Amat, 2015 (www.amateditorial.com)
    Profit Editorial I., S.L., Barcelona, 2015

ISBN: 978-84-9735-800-2
Depósito legal: B-19.909-2015

Diseño cubierta: XicArt
Maquetación: www.eximpre.com
Impreso por: Liberdúplex

Impreso en España - *Printed in Spain*

Índice

ÍNDICE

Unas palabras previas

La Degeneración Macular Asociada a la Edad (DMAE) se está convirtiendo en una enfermedad cada vez más prevalente en nuestra sociedad, debido al constante aumento de la esperanza de vida.

Sigue siendo una asignatura pendiente para los oftalmólogos encontrar una cura definitiva para esta enfermedad, pero sí es cierto que un diagnóstico a tiempo nos permite mejorar la visión de determinados pacientes. Es crucial por tanto, un mejor conocimiento de la enfermedad y de los síntomas que provoca, tanto por parte de la comunidad médica como por parte de la población general.

Esta obra aporta una visión general de la enfermedad, sus causas incluyendo la predisposición genética y los tratamientos de los que disponemos hoy en día.

Aumentar nuestro conocimiento sobre la enfermedad es de suma importancia para poder detectarla, así como aumentar la concienciación general sobre el trastorno que conlleva. No debemos olvidar en ningún momento que la DMAE no es una enfermedad minoritaria, ya que una parte muy importante de la población está en riesgo de padecerla.

Dr. José Luis Güell
Presidente de la Fundación IMO
Presidente de la ESCRS (European Society
of Cataract and Refractive Surgery)

La pérdida de visión representa un trastorno incapacitante en la vida diaria de cualquier persona.

En el caso de la Degeneración Macular, este trastorno se agudiza cuando la persona afecta tiene una edad avanzada. La edad avanzada puede representar, en muchos casos, un obstáculo más en la adaptación a la baja visión, sobretodo cuando coexisten otras enfermedades asociadas que limitan la calidad de vida.

Es crucial que el individuo afecto de Degeneración Macular conozca no sólo las opciones de tratamiento que tiene, tanto a nivel quirúrgico como farmacológico sino también las opciones que tiene a nivel óptico para sacar el máximo rendimiento a su visión y aprovechar su resto visual. Este libro, por su claridad y rigor, contribuirá de forma importante a dicho conocimiento.

Las ayudas visuales ópticas, no ópticas electrónicas y filtros, los consejos de la vida diaria y sobre todo aprender a mirar por su retina periférica, pueden ayudar a las personas con pérdida de visión central a mejorar su calidad de la visión y a sortear en parte las dificultades asociadas a la pérdida de visión, lo cual a su vez, se traduce en una mejora de la calidad de vida.

Carol Camino
Optometrista
Presidenta de la Sociedad Española
de Especialistas en Baja Visión

Introducción

En febrero de 2012, la oscarizada actriz británica Judi Dench declaraba, en un comunicado de prensa oficial, que padecía una enfermedad ocular, la Degeneración Macular Asociada a la Edad. Con esto, la actriz daba una cara conocida a una enfermedad que afecta a millones de personas en el mundo pero que, aun así, sigue siendo una gran desconocida para muchos.

Según comentaba la propia Judi Dench en el comunicado de prensa, padecía una enfermedad que le iba quitando visión progresivamente. Esto le dificultaba ver las caras de personas sentadas enfrente o le impedía poder leer guiones, por lo que necesitaba que alguien se los leyera. Citando a la propia actriz: «Esta enfermedad es algo que miles y miles de personas en el mundo tienen que asimilar. Es algo que he aprendido a aceptar y a lo que he aprendido a adaptarme –y sé que no me voy a quedar a oscuras».

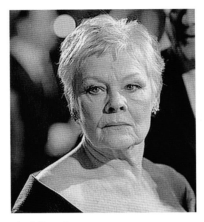

Judi Dench

La Degeneración Macular Asociada a la Edad es una enfermedad que afecta a millones de personas a nivel mundial. A medida que aumenta la esperanza de vida, también aumenta la frecuencia de enfermedades asociadas al envejecimiento. A día de hoy, según datos de la Organización Mundial de la Salud, la Degeneración Macular Asociada a la Edad ya puede considerarse la primera causa de pérdida de visión a nivel mundial en personas mayores de 50 años y la segunda causa de pérdida de visión *irreversible* tras el glaucoma.

¿Por qué una enfermedad que afecta a tantas personas se conoce tan poco? La Degeneración Macular Asociada a la Edad es más frecuente que la Diabetes tipo 1 y mucho más frecuente que la Esquizofrenia o el Trastorno Bipolar, por poner algunos ejemplos. Sin embargo, sigue siendo una gran desconocida para muchos. Hasta hace poco tiempo, no existían tratamientos para la enfermedad, lo cual puede haber sido una de las causas de esta falta de conocimiento. Por suerte, cada vez aumenta más la sensibilización a este problema, ya que una consulta precoz al oftalmólogo es crucial de cara al pronóstico visual, como veremos más adelante.

1. Anatomía básica del ojo: cómo es por dentro y cómo funciona el ojo

Para entender la Degeneración Macular Asociada a la Edad (de ahora en adelante usaremos sólo las siglas que la describen: DMAE) o cualquier otra enfermedad de los ojos, es fundamental tener unos conceptos básicos sobre la anatomía del ojo. El ojo, a pesar de su tamaño relativamente pequeño, es extraordinariamente complejo y consta de varias estructuras con funciones distintas pero con una función común: facilitar la visión.

Estructura básica del ojo

Simplificando un poco y para entenderlo mejor, el ojo humano podría describirse como un globo o esfera vacía (en realidad no está vacío por dentro, si no que contiene diferentes fluidos transparentes que le aportan consistencia). Este globo o esfera está formado por tres capas concéntricas, similar a las capas de una cebolla (si me permiten la comparación). Estas tres capas son, de fuera a dentro:

1. **ESCLERA**: la esclera es lo que comúnmente llamamos el «blanco del ojo». Es una capa más consistente, de color blanco que aporta un soporte rígido al globo ocular. Para que se entienda mejor, la esclera sería la envoltura rígida o el esqueleto del ojo (Figura 1, Galería de imágenes). Es la parte más externa del globo ocular y por tanto es parcialmente visible desde fuera (figura 1.1).

2. **ÚVEA**: esta capa se encuentra entre la esclera y la siguiente capa que sería la retina (Figura 1, Galería de imágenes). La úvea no es una capa uniforme como la esclera, si no que va cambiando de forma y de función según su localización en el ojo. Así pues, la úvea se subdivide en *iris* (parte más anterior de la úvea y la única que se puede ver desde fuera), *cuerpo ciliar* y *coroides*.

El *iris* (Figura 1, Galería de imágenes y figura 1.1) es lo que da el color a los ojos (azules, verdes, marrones, etcétera). Su función es la de controlar la cantidad de luz que entra en el interior del ojo. Igual que el obturador de una cámara, se abre y se cierra para dejar pasar más o menos luz según las necesidades. Cuando hay mucha luz, el iris tiende a estar más cerrado (se ve la pupila más pequeña) para que no entre demasiada luz. En cambio, por la noche o cuando hay poca luz, el iris se dilata (pupila más grande) para dejar entrar más luz.

A continuación del iris encontramos el *cuerpo ciliar*, que ya no es visible desde el exterior (Figura 1, Galería de imágenes). Su función es la de producir el humor acuoso. Este fluido circula de forma continua por el compartimento delantero del ojo (el espacio que queda entre el iris y la córnea). Si no se produjera esta circulación interna de humor acuoso, el ojo perdería tono y tendería a colapsarse, de forma similar a lo que le pasa a un balón cuando se deshincha.

La *coroides* se encuentra a continuación del cuerpo ciliar y constituye la parte más extensa de la úvea (Figura 1, Galería de imágenes). La coroides es una capa formada principalmente por vasos sanguíneos. Precisamente por eso, su principal función es la de aportar sangre (y con la sangre, los consiguientes nutrientes y oxígeno) a las capas que se encuentran por encima y por debajo, es decir, la esclera y la retina.

Por su situación estratégica, colocada entre la esclera y la retina, la coroides hace también funciones de soporte. La coroides mantiene la retina a una temperatura estable y la protege de un exceso de luz (la coroides, al ser una capa muy pigmentada, no deja pasar apenas la luz).

3. **RETINA**: Se trata de la capa más interna del globo ocular (Figura 1, Galería de imágenes). La retina es uno de los tejidos más fascinantes del cuerpo humano, tanto por su complejidad como por su función. Es tan compleja que es prácticamente de los últimos tejidos en formarse durante la gestación (se termina de formar justo antes de nacer, al contrario que otros órganos más simples como el hígado o el corazón).

La retina tiene una única función que es la de traducir las imágenes que nosotros vemos en señales que el cerebro pueda entender para poder «ver». Al contrario de la creencia popular, nuestros ojos y nuestra retina no ven realmente imágenes. Las imágenes propiamente dichas se generan en nuestro cerebro y es éste el que «ve».

Los ojos sirven para transmitir las imágenes que vemos hacia el cerebro, en forma de impulsos eléctricos. Las células de la retina transforman la luz en pequeñas corrientes eléctricas que luego serán transmitidas por un sistema de terminaciones nerviosas (como si de una red eléctrica se tratara) a través del nervio óptico hasta el cerebro. Desde luego no vamos a quitarle importancia a la retina, ya que sin retina, el cerebro no tiene quien le mande imágenes, pero sin cerebro, tampoco hay quien interprete lo que estamos viendo.

El motivo por el que la retina está en el interior del ojo es obvio: es una capa muy delicada y tiene que estar protegida del exterior y protegida de la luz excesiva.

La retina es una capa muy fina que tapiza toda la pared interna del globo ocular. La retina se considera parte del sistema nervioso central (como el cerebro o la médula espinal) pero tiene la peculiaridad de que por su situación, en el interior del ojo, la podemos observar en vivo y en directo, a través de la exploración oftalmológica.

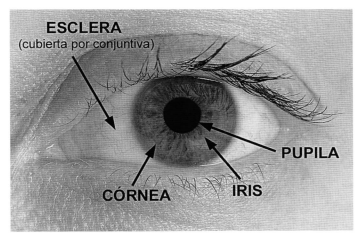

Figura 1.1 *El ojo visto desde fuera: el ojo queda protegido del exterior por los párpados, pero para que podamos ver, parte del ojo tiene que estar en contacto con el exterior. Desde fuera, podemos ver parte de la ESCLERA, la capa más externa de las tres capas concéntricas del ojo. La esclera es la parte blanca del ojo y está protegida por la conjuntiva, que es una envoltura mucosa que la protege del exterior. En la parte más anterior del ojo tenemos la CÓRNEA. La córnea es un tejido transparente, como una ventana por la cual entra luz hacia el interior del ojo. Detrás de la córnea vemos el IRIS (lo que da color a los ojos) y, finalmente, la PUPILA. La pupila no es más que el orificio que queda en medio del iris (la pupila será más grande o más pequeña en función de los movimientos del iris).*

Obviamente, el globo ocular no es una esfera cerrada ya que, de lo contrario, no podría entrar la luz y no podríamos ver nada. En la parte más anterior del globo ocular está lo que se conoce como el *segmento anterior*, que es como la ventana al exterior del ojo. Este segmento anterior lo conforman principalmente la córnea, el iris y el cristalino. Al igual que en una cámara fotográfica, la córnea y el cristalino son estructuras transparentes con capacidad de enfoque que permiten que la luz entre en el interior del ojo y llegue de forma nítida a la retina (el iris actuaría como un obturador, abriéndose o cerrándose para dejar entrar más o menos luz). Esta «ventana» transparente (córnea y cristalino), no sólo permite que entre la luz si no que también nos permite a los oftalmólogos visualizar las estructuras internas del ojo.

En la parte posterior del globo ocular también hay otro orificio por el que sale el nervio óptico. El nervio óptico es el «cable» que conecta la retina con el cerebro. Sin este cable, no hay visión, por muy sano que esté el ojo o la retina.

Pero dado que este libro trata sobre la Degeneración Macular, que es una enfermedad retiniana, centrémonos un poco más en la retina. La descripción de la retina puede complicarse todo lo que queramos ya que, como decíamos, es un tejido muy complejo. La retina tiene una estructura lejos de ser sencilla: tiene varias capas y cada capa está formada por varios tipos de células con diferentes formas y funciones.

Anatomía básica del ojo

La mayoría de las células de la retina hacen funciones más bien de soporte. Las únicas células que tienen funciones directamente relacionadas con la visión son los *fotorreceptores*, las células de la visión por excelencia. Nacemos con una cantidad determinada de fotorreceptores y éstos no pueden ser reemplazados. Cuando mueren, no hay ninguna otra célula que pueda hacer su función, de ahí que sea vital protegerlos de cualquier agresión, enfermedad o traumatismo.

Los fotorreceptores tienen una sola misión en su vida que es la de transformar la luz que entra en el ojo en un impulso eléctrico que luego se transmitirá al cerebro a través del nervio óptico y las vías visuales. Como mencionábamos antes, ni la retina ni los fotorreceptores «ven imágenes», el único órgano que realmente «ve» es el cerebro, que es donde estos impulsos de luz se convierten en imágenes propiamente dichas.

Dado que este libro trata la DMAE, vale la pena mencionar otro tipo de células presentes en la retina muy importantes para entender la DMAE. Se trata de las *células del Epitelio Pigmentario de la Retina (EPR)* que tienen un papel clave en la supervivencia de los fotorreceptores, actuando como auténticos «escuderos» y cuidadores de los fotorreceptores.

Mencionábamos antes que los fotorreceptores están tan especializados y tan centrados en su función de detectar luz, que prácticamente han perdido todas sus demás capacidades propias. Ahí radica la importancia de las células del EPR, ya que éstas se encargan de todo lo que el fotorreceptor no sabe hacer. Se aseguran de que haya una temperatura estable, limpian los desechos que generan los fotorreceptores, controlan que les lleguen moléculas nutritivas, los protegen de la luz excesiva y los protegen de posibles agresiones externas, por mencionar algunas de sus funciones. Las células del EPR son tan importantes para los fotorreceptores que si éstas mueren, los fotorreceptores terminan muriendo también.

Exploración del fondo de ojo

Cuando los oftalmólogos exploramos el ojo, no vemos todo el globo ocular, ya que la mayor parte de éste se encuentra dentro de la órbita y no es visible más allá de los párpados (veáse figura 1.1). Podemos visualizar la parte más anterior del ojo: el *segmento anterior* (formado por la córnea y el cristalino, y el iris, que queda entre estas dos estructuras). Dado que la córnea y el cristalino son transparentes, con una fuente de luz y lentes especializadas, podemos visualizar el interior del ojo (véase figura 1.2). Cuando vemos el interior del ojo, lo que estamos viendo es principalmente la retina (la capa más interna del ojo). También podemos ver la parte más anterior del nervio óptico (se forma en la retina y luego abandona el ojo para dirigirse hacia el cerebro).

Anatomía básica del ojo

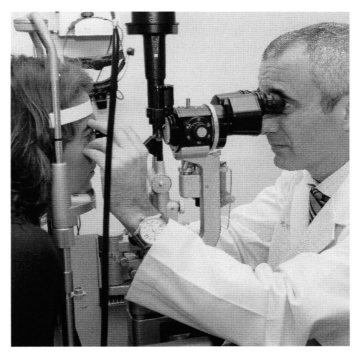

Figura 1.2. *Exploración de fondo de ojo.*

La retina ocupa prácticamente toda la pared interna del ojo, así que cuando hacemos un fondo de ojo, básicamente estamos viendo retina. Pero también vemos otras estructuras como los vasos sanguíneos de la retina, la porción más anterior del nervio óptico y la mácula.

Cuando hablábamos de los fotorreceptores, hemos mencionado muy por encima la mácula y dado que hablamos de DMAE, habrá que entrar en más detalle sobre esta estructura tan importante.

La mácula no es una parte independiente del ojo, sino que forma parte de la retina, en concreto la parte más central de la retina. Su nombre deriva del latín (en latín, *mácula* significa «mancha») y se debe a su coloración más oscura, comparada con el resto de la retina. Cuando observamos el fondo de ojo, la mácula se ve como una zona más rojiza situada en el centro mismo de la retina. En la mácula se concentra el mayor número de fotorreceptores de la retina, y es precisamente en la mácula donde se procesa la visión de alta resolución, es decir, la visión de precisión o detalle. Una mácula sana nos permite ver imágenes nítidas y detalladas y es imprescindible para poder leer este texto, por poner un ejemplo. (Figura 2, Galería de imágenes)

Anatomía básica del ojo

PUNTOS CLAVE

- El globo ocular es como una esfera constituida por tres capas concéntricas: esclera, úvea y retina.
- La mácula forma parte de la retina y está situada en el centro de la misma.
- La retina tapiza el interior del ojo y contiene las células de la visión: los fotorreceptores.
- Los fotorreceptores transmiten las señales luminosas (las imágenes que vemos) hacia el cerebro y allí se forman las imágenes.
- La mácula es la zona de la retina con mayor capacidad visual. La mácula se encarga de la visión de precisión y es, por tanto, indispensable para realizar tareas que requieran precisión visual como leer, realizar manualidades, reconocer caras, etcétera.

2. ¿Qué es la DMAE?

Como su nombre indica, la DMAE es una enfermedad *degenerativa* que afecta a la *mácula* (parte central de la retina) y que está asociada a la *edad* o envejecimiento.

La mácula puede dañarse o degenerarse por muchos motivos, no sólo por DMAE. Por eso, no hay que confundir *maculopatía* o *daño en la mácula* con DMAE, ya que la DMAE es una enfermedad con unas causas y características muy específicas. Pero describamos estas tres principales características de la enfermedad con mayor detalle:

1. La DMAE es una enfermedad *degenerativa*. El término *degenerativo* implica un daño que aparece a una determinada edad, progresa con el tiempo y es de carácter irreversible. Además de la DMAE, son típicos ejemplos de enfermedades degenerativas la artrosis o la enfermedad de Alzheimer.

2. La DMAE afecta a la *mácula*. Mientras que el resto de la retina suele estar sana, el daño principal se

centra en la mácula. Como hemos descrito anteriormente, la mácula es la zona central de la retina, donde hay un mayor número de células de la visión (fotorreceptores). Por tanto, la mácula es indispensable para poder leer, reconocer caras y, en general, realizar labores que requieran visión de detalle. Si se afecta la mácula, la visión central se afectará. Como veremos más adelante, hay diversos grados de afectación, por lo que los síntomas también serán variables, desde dificultades visuales leves hasta pérdidas de visión severas.

3. La DMAE es una enfermedad que está asociada a la *edad* y raramente afecta a menores de 50 años. Aunque puede haber casos precoces, es muy poco habitual a edades jóvenes. Cuando aparece antes de los 50 años, siempre se deben sospechar otras causas (existen varias enfermedades genéticas o congénitas de la retina y de la mácula que pueden confundirse con una DMAE).

Prevalencia de la DMAE

Según datos de la Organización Mundial de la Salud, la DMAE es la primera causa de pérdida de visión irreversible en personas de edad avanzada en los países desarrollados y la segunda causa de pérdida de visión irreversible en el mundo tras el glaucoma. La DMAE está claramente asociada a la edad y aunque el envejecimiento no explica por sí solo la aparición de la enfermedad, sí constituye el principal factor de riesgo, siendo muy infrecuente antes de los 50 años.

Al ser una enfermedad asociada al envejecimiento, a mayor edad, mayor probabilidad de desarrollar DMAE. En cifras aproximadas podemos decir que la frecuencia de la DMAE en la población general (sin tener en cuenta la edad) es menos de 1 de cada 10 personas, pero esta frecuencia aumenta a 1 de cada 3 personas en los mayores de 85 años. Estas cifras son, de todos modos, aproximadas. Es difícil hacer un cálculo preciso de la frecuencia de una enfermedad como la DMAE, ya que muchos pacientes tienen formas incipientes con pocos síntomas y probablemente no han sido diagnosticados todavía.

El número de afectos por DMAE ha aumentado de forma importante en los últimos años, al mismo ritmo que lo ha hecho la esperanza de vida en Occidente. Se calcula que la enfermedad afecta a 30-50 millones de personas en todo el mundo y a unas 700.000 personas en España, según datos de la Sociedad Española de Retina y Vítreo (SERV).

Consecuencias de la DMAE

El impacto de la DMAE en la calidad de vida del paciente es muy importante. La pérdida de visión que se produce a raíz de la enfermedad altera de forma muy significativa el día a día del individuo afecto. La pérdida de visión es igualmente traumática e incapacitante en una persona joven, pero en la DMAE existe el hándicap añadido de la edad avanzada. En general, una persona mayor tiene menos recursos físicos para suplir el déficit visual y menos capacidad de adaptación a la nueva situación, lo cual conlleva una mayor ansiedad asociada a la pérdida de visión.

La mayoría de formas de DMAE producen una pérdida de visión paulatina y lenta, pero al ser una enfermedad degenerativa, esta pérdida es siempre progresiva y continua. La pérdida visual puede mermar la capacidad para desarrollar actividades básicas del día a día como leer, escribir, conducir o reconocer caras por la calle. Cosas tan cotidianas como leer lo que pone en un recibo o una receta o encontrar cambio para pagar en una tienda se convierten en obstáculos infranqueables.

En fases precoces, la DMAE puede ser poco sintomática, pero a medida que avanza (se trata de una enfermedad degenerativa, por tanto su evolución es progresiva) van aumentando de forma gradual las dificultades visuales.

La discapacidad visual no es simplemente un problema individual para la persona que la padece, si no que se convierte también en un problema social, sanitario y económico. Una persona mayor con problemas de visión necesitará más ayuda para tareas en las que antes era autónomo. Es habitual que necesite que alguien (familiar, amigo o conocido) la acompañe a las visitas médicas o a realizar determinados recados. Puede que salga menos a la calle porque se deslumbra fácilmente con la luz del sol, porque no puede ver los nombres de las calles y porque se desorienta con facilidad. Algunas personas mayores pueden tener, ya previamente a la DMAE, dificultades para andar o moverse con normalidad. Si a eso le añadimos un déficit visual, se limita muchísimo la autonomía de ese individuo.

Las personas con discapacidad visual reciente también tienden a acudir más al médico o al hospital por problemas secundarios a la pérdida de visión: fracturas por caídas accidentales, quemaduras al cocinar u otros accidentes domésticos.

Finalmente, la falta de independencia y la dificultad progresiva para hacer cosas que habitualmente podían hacer antes sin problema (leer, coser, ver la televisión, etcétera) puede conducir fácilmente a trastornos afectivos (ansiedad, depresión), lo que refuerza aún más el impacto de esta enfermedad en el paciente y en su entorno inmediato.

Clasificación de la DMAE

La DMAE es una enfermedad que puede ser muy variada en su forma de presentación, pero que se puede clasificar en dos subtipos principales:

- **DMAE seca o atrófica:** es la más frecuente, representa aproximadamente el 90% de los casos de DMAE (Figura 3, Galería de imágenes).

- **DMAE húmeda o neovascular:** representa entre un 5-10% de los casos de DMAE (Figura 4, Galería de imágenes).

Las dos formas de DMAE no son mutuamente excluyentes, ya que se pueden tener perfectamente las dos a la vez. De hecho, la mayoría de los pacientes que desarrollan una DMAE húmeda tienen ya, previamente, grados variables de DMAE seca.

Ambas formas de DMAE tienen causas comunes, pero en algún momento de la evolución (y por causas aún no muy conocidas) algunos pacientes desarrollan la forma húmeda mientras que los demás siguen sólo con la forma seca.

Causas de la DMAE

Hoy en día, podemos afirmar que existen tres tipos de factores clave para el desarrollo de la DMAE que son:

- El envejecimiento de los tejidos del ojo.
- Factores ambientales.
- Factores genéticos.

Hasta hace no mucho, la DMAE se consideraba una enfermedad debida simple y llanamente al *envejecimiento*.

Pero parece bastante obvio que esto no es suficiente para explicar las causas de la enfermedad. Muchas personas llegan a edades muy avanzadas con visiones excelentes y ningún atisbo de DMAE y por el contrario, algunas personas desarrollan DMAE y, pérdida de visión mucho antes de cumplir los 60. El envejecimiento por sí solo no explica, por tanto, la aparición de la DMAE.

Los *factores ambientales* también se han considerado importantes en la génesis de esta enfermedad. Por factores ambientales consideramos todos aquellos factores externos a nosotros mismos y que teóricamente se pueden modificar.

Por último, uno de los puntos que más interés ha suscitado en oftalmología estos últimos años son los *factores genéticos* asociados a la DMAE. Se ha considerado hasta hace poco que tenían poca importancia, pero a medida que vamos aprendiendo más sobre la enfermedad vemos que eso no es así. De hecho, la DMAE ha pasado a considerarse una enfermedad en la que el papel de los genes es primordial, tanto, que más del 50% del riesgo de desarrollar DMAE se debe a nuestra genética.

En resumen, la DMAE se considera una *enfermedad multifactorial compleja*: *multifactorial* porque está causada por varios factores que a su vez, deben interaccionar de una manera determinada para que se produzca la enfermedad. Las enfermedades multifactoriales son como la lotería: hay que acertar todos los números y éstos tienen que estar en un orden predeterminado.

Cuando decimos que además de multifactorial es *compleja*, nos referimos a que hay muchos factores implicados a la vez. No es suficiente con una alteración genética y algún que otro factor de riesgo ambiental y ya está. Es necesario que confluyan varios factores a la vez, tanto ambientales como genéticos (estos últimos son cruciales), para que se desarrolle la enfermedad. Si a todos estos factores le añadimos los cambios propios del envejecimiento, tenemos ya el camino servido hacia la DMAE.

A continuación explicamos de forma más detallada estos tres factores principales implicados en el desarrollo de la DMAE.

Envejecimiento ocular

El factor de riesgo principal y común para todos los tipos de DMAE es la *edad*. Por mucho peso que tengan la genética y los demás factores, sigue siendo ineludible que esta enfermedad debuta a edades avanzadas, por lo que el envejecimiento puede considerarse el catalizador de la DMAE.

El envejecimiento produce cambios en nuestro cuerpo, algunos visibles, otros no tanto. Muchos de nuestros tejidos se pueden regenerar de forma casi indefinida, por ejemplo, las células de la sangre. Pero otros tejidos no pueden regenerarse o al menos no totalmente y de ahí que vayan perdiendo su función de forma lenta y progresiva.

Al igual que nos salen canas y arrugas, también ocurren cambios seniles en el ojo. Seguramente la catarata es lo que la gente más comúnmente asocia con ojo y envejecimiento. Pero no vamos a hablar de la catarata, porque si estamos hablando de DMAE, nos interesan sólo los cambios que se puedan producir en la retina.

Muerte celular

Las principales células de la retina, los fotorreceptores y las células del epitelio pigmentario de la retina (EPR) son un claro ejemplo de células que sienten el peso de la edad. Como mencionábamos antes, las células de la retina no se regeneran, de forma que si una muere, no puede ser reemplazada por ninguna otra. A medida que mueren, se va reduciendo la densidad de fotorreceptores en la retina. En condiciones normales, estos cambios no tienen por qué conllevar una pérdida de visión.

Afortunadamente, nacemos con millones de fotorreceptores, por lo que tenemos un margen de seguridad bastante amplio a la hora de ir perdiendo células. Ahora bien, esta pérdida puede acentuarse de forma importante en personas que presenten predisposición a sufrir DMAE. Mientras no tengamos genes que nos predispongan a padecer DMAE, no vamos a notar los efectos del envejecimiento del ojo. En cambio, si somos portadores de una combinación genética de riesgo, este delicado equilibrio se rompe y se produce una pérdida de células retinianas excesiva, lo que lleva a la pérdida de visión.

ATROFIA PROGRESIVA DE LA COROIDES

Además de la muerte progresiva de las células de la retina, con la edad, se produce una atrofia y adelgazamiento progresivo de la coroides. La coroides (ver capítulo 1) es la capa vascular situada entre la retina y la esclera. La coroides es crucial para la retina porque le aporta sangre y nutrientes. Si la coroides es cada vez más fina, el aporte de sangre a la retina también será cada vez menor. En condiciones normales, esto no supone ningún problema porque la retina tiene unos márgenes de funcionamiento amplios. Aunque se reduzca el aporte de sangre, la retina seguirá funcionando y la visión no se afectará. En cambio, esta falta de aporte sanguíneo puede ser un problema para aquellas personas que presenten una cierta predisposición a padecer esta enfermedad.

Factores de riesgo ambientales

Existen varios factores ambientales que se han asociado al desarrollo de la DMAE. Entre los más conocidos están:

- Tabaco.
- Arterioesclerosis y enfermedad cardiovascular.
- Hipertensión arterial.
- Colesterol.
- Obesidad.
- Dieta.
- Luz solar.

El tabaco es sin duda el principal factor de riesgo ambiental (o modificable) asociado al desarrollo de DMAE. La mayoría de estudios han dejado muy evidente que la predisposición a padecer DMAE, tanto la forma seca como la húmeda, es mayor en personas que fuman o han fumado. Aunque el riesgo disminuye si se deja de fumar, sigue siendo más alto que para aquella persona que nunca ha fumado.

La tensión arterial elevada, las cifras de colesterol elevadas o la enfermedad cardiovascular son trastornos típicamente relacionados con el envejecimiento, tal y como lo es la DMAE. No es de extrañar pues, que se haya intentado encontrar una posible relación entre estas enfermedades. Es interesante el hecho de que, a nivel microscópico, existe mucha similitud entre la lesión *ocular* que vemos en la DMAE y la lesión *vascular* que vemos en la arterioesclerosis. Es lógico, por tanto, pensar que existe un cierto paralelismo entre ambos trastornos.

Varios estudios realizados al respecto demuestran que hay correlación entre cifras de colesterol elevadas y DMAE por un lado y presencia de arterioesclerosis y predisposición a padecer DMAE por otro. La relación entre DMAE y colesterol, aunque no tan fuerte como con el tabaco, llevó a los oftalmólogos a intentar reducir la progresión de la enfermedad –aunque sin éxito– mediante el uso de estatinas (fármacos para reducir el colesterol).

Independientemente de los factores de riesgo cardiovascular y de las cifras de colesterol, existe una relación probada entre la obesidad y la DMAE. Éste es un hecho de gran relevancia, ya que la obesidad es un factor de riesgo claramente modificable. No sólo aumenta el riesgo de DMAE a mayor obesidad, si no que por otra parte, la pérdida de peso y la actividad física pueden reducir el riesgo de incidencia de DMAE.

Asociados en parte a la obesidad se encuentran también los hábitos dietéticos. Se ha hablado mucho del papel que juega la dieta en la génesis de la DMAE y éste ha sido, sin duda, un campo de investigación bien extenso.

Las células de la retina necesitan un aporte nutricional correcto para poder funcionar de forma normal. Además de los nutrientes propiamente dichos, todas las células de nuestro organismo necesitan un aporte constante de vitaminas, antioxidantes y oligoelementos. Según la función que tenga la célula, tendrá unos u otros requisitos. En el caso de la DMAE (especialmente en el caso de la DMAE seca), está demostrado que los suplementos de vitamina C, vitamina E, carotenoides (luteína y zeaxantina) u oligoelementos como zinc, manganeso y cobre tienen un efecto beneficioso sobre la progresión de la enfermedad. De todos modos, hablaremos de esto un poco más detenidamente en el apartado de tratamiento.

Se ha hablado y estudiado mucho sobre el papel del sol y la luz solar en la DMAE. Existen motivos para pensar que puede haber una relación entre exposición a la luz y

DMAE, pero es una relación que nunca ha quedado claramente demostrada.

Sabemos que las células de la retina (los fotorreceptores) tienen que protegerse de un exceso de luz. Esto lo hacen mediante unos pigmentos que tienen ellas mismas (los más conocidos son la luteína y la zeaxantina) y gracias también a la ayuda del siempre servicial epitelio pigmentario de la retina (véase el capítulo 1).

La luz solar en grandes cantidades (en concreto, la luz azul) es dañina para los fotorreceptores pero, gracias a la protección que tienen, lidian con la luz sin salir demasiado perjudicados. Así pues, ¿hay que protegerse de la luz o no? La asociación entre luz solar y DMAE, como hemos dicho, no está clara. Cabría pensar que si fuera así, tendría que haber más DMAE en el sur de Europa (más horas de sol) que en el norte de Europa, pero en realidad no es así.

Pero, ¿nos puede perjudicar protegernos del sol? Nuestra recomendación es la sensatez, ni mucho ni poco sol: no es necesario vivir constantemente en la penumbra, pero no está de más protegerse con gorra y/o gafas de sol cuando vayamos a lugares muy soleados o donde el reflejo de la luz sea intenso (mar, nieve, etcétera). Protegerse del sol es algo que a los pacientes con DMAE les sale de forma natural. Es muy habitual que estos pacientes tengan una sensación de deslumbramiento constante y, por este motivo, tienden a protegerse con gafas oscuras o gorras con visera.

Factores de riesgo genéticos

Los factores genéticos son ni más ni menos que aquello que está escrito en nuestros genes. Nuestra genética es, al contrario que los factores ambientales, inalterable: nacemos con unos genes determinados y morimos con esos mismos genes. Nuestros genes son los que determinarán entre otras muchas cosas el color de nuestros ojos, la forma de la nariz o el tono de nuestra piel. Pero los genes determinan muchas más cosas además de nuestro aspecto: nuestros genes nos otorgan también protección ante ciertas enfermedades o predisposición a ciertas otras.

La genética de las enfermedades es un tema muy complejo de entender, más complejo aún cuanto más sabemos sobre el genoma humano. Para resumir de forma muy breve, podemos decir que las enfermedades genéticas pueden ser *monogénicas* (un solo gen afecto conduce a una enfermedad determinada) o *poligénicas* (es necesaria la afectación de varios genes para que se produzca la enfermedad).

Ejemplos de enfermedades monogénicas hay muchos, como la hemofilia, el daltonismo (dificultad para ver colores) o la fibrosis quística. Pero, por desgracia, la DMAE no es tan simple como podría ser una enfermedad monogénica. La DMAE cae de lleno en la categoría de las enfermedades poligénicas y justo ahora es cuando estamos empezando a entender la complejidad genética de esta enfermedad.

Se ha escrito mucho sobre la genética de la DMAE pero todo lo que nos llega, nos llega con cuentagotas: vamos desgranando los genes responsables uno a uno pero sospechamos que queda todavía mucho por conocer. Nuestro conocimiento sobre la genética de la DMAE es, por tanto, muy básico y todavía no hemos llegado a tener una visión global como para entender completamente la enfermedad desde un punto de vista genético.

No tenemos todavía todas las claves sobre la genética de la DMAE pero sí sabemos que su peso es cada vez más importante. Los factores genéticos son el motivo de que la DMAE sea más frecuente en la raza caucásica y también son el motivo de que la probabilidad de padecer DMAE sea de 3 a 6 veces mayor si se tiene un familiar de primer grado afecto de DMAE.

¿Qué es la DMAE?

PUNTOS CLAVE

- La DMAE es la segunda causa de ceguera irreversible en el mundo y la primera causa de ceguera en mayores de 60 años.
- Existen dos tipos básicos de DMAE: la DMAE seca (la más común) y la DMAE húmeda.
- La pérdida de visión asociada a DMAE tiene un impacto notable en la calidad de vida de estos pacientes, que mayoritariamente tienen una edad avanzada.
- La DMAE es una enfermedad multifactorial en la que influyen factores ambientales y factores genéticos asociados, siempre, al envejecimiento del ojo.
- Aunque las causas de la enfermedad son múltiples, la causa genética tiene un peso primordial.
- El factor de riesgo ambiental o modificable más fuertemente asociado a la DMAE es el tabaco.

3. Clínica de la DMAE

Los síntomas de la DMAE son exclusivamente visuales. La DMAE no produce dolor ni ningún cambio externo en el ojo que podamos ver desde fuera.

Pero no todas las pérdidas de visión son iguales, ni siquiera para las distintas formas de DMAE. Los oftalmólogos conocen bien los síntomas de la DMAE y los médicos de familia están también cada vez más familiarizados con ellos.

Como decíamos, al ser una enfermedad que afecta la mácula, el síntoma primordial es la pérdida de visión. El paciente que sufre DMAE tiene una pérdida de lo que llamamos la *visión central*. Es decir, su visión periférica permanece intacta pero tiene dificultades para ver con detalle aquello que intenta enfocar (véase figura 3.1).

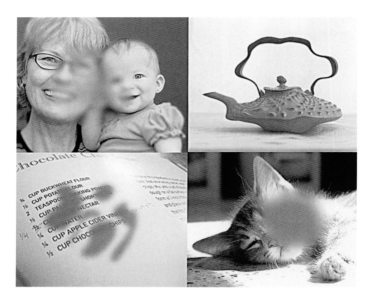

Figura 3.1. *Visión con DMAE. Las formas leves producen dificultades para enfocar la visión, como en la figura de arriba a la izquierda. A medida que avanza, la visión central se deteriora, apareciendo incluso una mancha en el centro del campo visual (imagen de abajo a la derecha). La DMAE húmeda suele producir, como síntoma inicial, una deformación de los objetos que vemos (imagen de arriba a la derecha).*

Retomando el hilo inicial, la actriz Judi Dench ha puesto una cara conocida a esta enfermedad. A pesar de la pérdida de visión, la actriz sigue trabajando y manteniéndose activa pero con las limitaciones obvias que le genera la enfermedad. Según cuenta ella misma, necesita ayuda para leer los guiones, ya que por su DMAE tiene dificultades para leerlos ella misma. El de la actriz es un claro ejemplo de que padecer DMAE no significa necesariamente el fin de nuestra vida tal y como la conocíamos, pero sí requiere un esfuerzo importante de adaptación a la nueva circunstancia.

Existen otros personajes famosos con discapacidad visual que han podido seguir con su actividad hasta el final, pero con las dificultades añadidas por su enfermedad. Un ejemplo es el pintor impresionista del siglo XIX, Edgar Degas (1834-1917). Durante los últimos años de su vida, Edgar Degas sufrió una pérdida visual progresiva por una enfermedad retiniana que los expertos actuales creen que podría tratarse de DMAE. Observando sus obras, se puede ver un claro declive de su técnica hacia el final de su vida, debida por lo que sabemos ahora, a su DMAE (Figura 5, Galería de imágenes).

Las dificultades de Degas a la hora de pintar y las limitaciones de Judi Dench para leer guiones nos explican en parte cómo la enfermedad altera la capacidad de los pacientes para realizar cosas que anteriormente no suponían para ellos ninguna dificultad.

Pero, ¿cómo es exactamente la pérdida de visión asociada a la DMAE? La DMAE suele ser una enfermedad progresiva en sus fases más precoces y las formas muy incipientes de DMAE pueden dar pocos o incluso ningún síntoma. Para no mezclar los síntomas de las diferentes formas de DMAE, describiremos de forma separada la DMAE seca y la DMAE húmeda.

DMAE SECA: ¿Qué se puede notar?

Hemos mencionado previamente que la DMAE seca es la forma más habitual de DMAE.

La DMAE seca es una enfermedad lentamente progresiva en sus fases más iniciales y el paciente puede no notar nada fuera de lo común durante las fases más incipientes. A medida que la enfermedad progresa y evoluciona el daño sobre la mácula, van apareciendo las dificultades visuales. Estas dificultades se resumen en:

- **Pérdida de visión**: la pérdida de visión (hablamos siempre de visión central) es el síntoma más común y más fácil de describir por parte del paciente. Cosas que antes podía ver sin problema ahora ya no las ve o le cuesta más. Las letras pequeñas del periódico, los subtítulos de la televisión, enhebrar una aguja, etcétera (véase figura 3.1).

El grado de visión o la *agudeza visual* la podemos medir de forma objetiva en la exploración oftalmológica, pidiendo al paciente que lea unas letras en una pantalla o un panel. La toma de agudeza visual es una de las pocas maneras objetivas que tenemos de medir la visión, pero a menudo nos da información insuficiente o incompleta. Más allá de la pérdida de agudeza visual, también pueden aparecer otros síntomas visuales subjetivos que no afectan directamente a la cantidad de visión pero sí a la calidad de visión.

- **Deslumbramiento excesivo**: la sensación de deslumbramiento es la que tenemos todos cuando tenemos el sol de frente cuando salimos de un sitio oscuro o cuando miramos de frente los faros de un coche por la noche.

  Esa sensación de exceso de luz es una situación a la que un ojo sano se adapta rápidamente. Pero un paciente afecto de DMAE no tiene una buena capacidad para adaptarse a estos cambios de luz tan bruscos. Por este motivo, la sensación de deslumbramiento de un paciente con DMAE es mucho más exagerada que la de una persona sin DMAE. Le cuesta mucho rato adaptarse a la luz, si es que llega a adaptarse, y en estas condiciones, su calidad visual es pésima. Es un síntoma relativamente inespecífico que también puede darse en otras enfermedades oculares, pero es muy característico también de la DMAE, incluso en fases precoces en las que su visión todavía es buena.

- **Metamorfopsia**: significa ver los objetos deformados o las líneas torcidas. La metamorfopsia es un síntoma más característico de la DMAE húmeda, pero algunos pacientes con DMAE seca (sobre todo en fases ya más avanzadas) también refieren metamorfopsia. La metamorfopsia que puede aparecer en la DMAE seca suele ser leve y de aparición muy progresiva, al contrario que en la DMAE húmeda, en que la metamorfopsia suele aparecer en cuestión de días.

- **Escotoma**: o mancha central en el campo de visión. La visión de una mancha en el centro o escotoma es más habitual en fases muy avanzadas de la enfermedad. Cuando ya se han perdido la mayoría de los fotorreceptores (células de la visión) de la mácula, la visión central se pierde casi por completo y de ahí la aparición de un escotoma central (véase figura 3.1).

Es importante remarcar que los pacientes pueden tener más de un síntoma a la vez y que éstos irán progresando a medida que avance también la enfermedad.

Hemos mencionado anteriormente que un paciente puede tener las dos formas de DMAE a la vez. Por este motivo, es especialmente importante que las personas diagnosticadas de DMAE seca se hagan controles periódicos (tanto controles oftalmológicos como autocontroles) para descartar la aparición de una forma húmeda de DMAE (véase Figura 6, Galería de Imágenes. Caso clínico de DMAE seca).

DMAE húmeda: ¿Qué se puede notar?

Como decíamos, la DMAE húmeda puede aparecer en personas que ya tenían una DMAE seca con sus correspondientes síntomas, pero también puede aparecer en personas sin DMAE previa o con DMAE seca asintomática.

La DMAE húmeda es un punto y aparte dentro del tema de la DMAE. Tanto por los motivos por los que surge por cómo se produce, por cómo se trata y por los síntomas que da. De entrada, podemos decir que al contrario que la DMAE seca, que suele ser de evolución lenta y progresiva, la DMAE húmeda aparece de forma brusca y es muy agresiva si no la tratamos. Por tanto, los síntomas serán también de aparición brusca y rápidamente progresivos. Y ya no estamos hablando de años, como en la DMAE seca, si no de cambios que se producen en cuestión de pocos días. Los síntomas específicos de la DMAE húmeda son:

- **Metamorfopsia**: es sin duda el síntoma estrella de la DMAE húmeda. Ya hemos dicho que también se puede dar en la DMAE seca pero en la húmeda es casi constante y suele ser el primer síntoma que aparece. Los objetos empiezan a verse deformados, las líneas torcidas, las letras de los textos parece que saltan, etcétera (véase figura 3.1).

Esta metamorfopsia es de aparición brusca, suele aparecer en pocos días y avanza rápido si no se trata. Los pacientes detectan normalmente la metamorfopsia al mirar cualquier objeto cotidiano, como las letras del periódico, los azulejos del baño o los marcos de las puertas. Pero existen tests específicos para detectar la metamorfopsia, como es la *Rejilla de Amsler*. El test con Rejilla de Amsler es un test fácil de realizar en la consulta o incluso en casa (véase figura 3.2).

Clínica de la DMAE

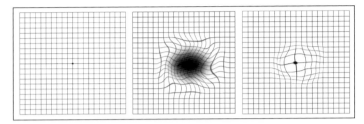

Figura 3.2. *Rejilla de Amsler: visión normal (imagen izquierda) y representación de la visión de un paciente con metamorfopsia por DMAE (imagen derecha: metamorfopsia leve; imagen del centro: DMAE húmeda más avanzada con metamorfopsia y escotoma central).*

El test de Amsler debe hacerse con cada ojo por separado (se tapa primero uno y luego se tapa el otro). Hay que fijar la vista en el punto central y observar si las líneas, tanto las horizontales como las verticales, se ven rectas o si aparece alguna deformación por algún lado. Si se ven rectas, significa que no hay metamorfopsia. Si en cambio se ven torcidas o no se ven, lo mejor es acudir al oftalmólogo para que descarte cualquier enfermedad ocular.

Como decíamos, es importante hacer el test con cada ojo por separado y no con los dos ojos a la vez. Dado que vemos habitualmente con los dos ojos a la vez, nuestro cerebro tiende a compensar o fusionar las imágenes que le llegan de ambos ojos. Cuando la imagen que le llega de un ojo es de mala calidad o deformada, prioriza la información que le llega del ojo bueno y, por eso, la metamorfopsia o cualquier alteración visual de un solo ojo puede pasar inicialmente desapercibida.

- **Pérdida de visión**: como en cualquier tipo de DMAE, la pérdida de visión es un síntoma clave. Mientras que en la DMAE seca la pérdida es lenta y progresiva, en la DMAE húmeda la pérdida de visión aparece de forma súbita y es mucho más rápida. En cuestión de semanas se puede pasar de una visión normal o casi normal a una visión muy baja si no se realiza tratamiento de forma precoz.

- **Escotoma**: decíamos antes que en la fase final de la DMAE seca se produce una atrofia o desgaste de la mácula y que esto, a nivel de síntomas, se traduce en la aparición de un escotoma o mancha central en el campo visual. Pues bien, en la DMAE húmeda, el escotoma también puede aparecer. Aparece sobre todo en fases muy avanzadas, cuando la lesión de la DMAE húmeda se ha convertido en una cicatriz. Pero como veremos luego, la DMAE húmeda puede ir asociada a hemorragias en la mácula, y esto también se traduce en la aparición de un escotoma central de aparición brusca.

(Véanse Figuras 7 y 8, Galería de Imágenes. Caso clínico de DMAE húmeda.)

¿Cómo se diagnostica la DMAE?

El diagnóstico de la DMAE es fundamentalmente clínico. Eso significa que la enfermedad se puede diagnosticar simplemente examinando la retina del paciente, teniendo en cuenta previamente sus síntomas. Pero además

Clínica de la DMAE

de nuestros propios ojos, los oftalmólogos disponemos de todo un abanico de pruebas complementarias para el diagnóstico de enfermedades retinianas, las denominadas *pruebas de imagen*. Las pruebas de imagen son exámenes complementarios que nos permiten obtener imágenes de la retina en distintas modalidades. Las pruebas de imagen, aunque muy útiles, no siempre son necesarias para llegar al diagnóstico de DMAE.

Cuando examinamos la mácula de un paciente con sospecha de DMAE, siempre debemos valorar la presencia de:

- Drusas.
- Alteraciones del pigmento macular.
- Atrofia del epitelio pigmentario de la retina.
- Neovascularización coroidea (NVC).

Las *drusas* (Figura 9, Galería de imágenes) son pequeños depósitos que se encuentran debajo de la retina macular. Se ven como pequeñas manchas blanco-amarillentas de número y tamaño variable. Las drusas son el marcador por excelencia de la DMAE seca, pero además son también un marcador pronóstico de la enfermedad. Es decir, a mayor número de drusas y a mayor tamaño de las mismas, mayor riesgo de progresión a formas avanzadas de la enfermedad.

Las drusas no producen por ellas mismas pérdida de visión. Un paciente puede tener muchas drusas y presentar buenas visiones, ya que la visión dependerá más de la pérdida de células en la mácula que de la presencia de drusas.

Las *alteraciones pigmentarias* son pequeños acúmulos de pigmento a nivel de la mácula que, como su nombre indica, se observan como pequeños puntos marrones-negruzcos. No hay una relación directa con la severidad de la DMAE, pero suelen aparecer a medida que se van degenerando las células del epitelio pigmentario.

A medida que van muriendo las células del epitelio pigmentario (EPR), se van formando pequeñas áreas de *atrofia del EPR*, que le dan un aspecto más deslustrado a la retina, transparentándose la coroides que está justo debajo. A medida que avanza la enfermedad, estas áreas pequeñas van confluyendo y haciéndose cada vez mayores.

El estadio final de este proceso es la *atrofia geográfica*, que es el estadio más avanzado de la DMAE seca (Figura 10, Galería de imágenes). Cuando aparecen múltiples áreas de atrofia del EPR estamos ya frente a una DMAE avanzada y es más que probable que la visión del paciente esté severamente afectada.

Finalmente, otro signo que hay que descartar es la presencia de *neovascularización coroidea (NVC)*. La presencia de NVC es el signo principal de la DMAE húmeda. La NVC puede aparecer en una mácula sana, pero lo más habitual es que el paciente tenga previamente signos de DMAE seca (drusas, alteraciones pigmentarias y/o atrofia del EPR).

La NVC puede ser difícil de visualizar en fases muy incipientes. La NVC consiste en un ovillo o membrana de *neovasos* (vasos sanguíneos nuevos, que no existían previamente) que crecen desde la coroides hacia la retina, más o menos como si de un tumor se tratara.

Esta membrana neovascular o NVC se puede visualizar como un tejido de color amarillo grisáceo que aparece debajo de la retina. Al estar formada por vasos sanguíneos frágiles, éstos tienden a sangrar y a exudar líquido. A menudo, más que observar la propia NVC, lo que vemos es la hemorragia asociada o el fluido debajo de la retina (Figura 11, Galería de imágenes).

La NVC produce una auténtica deformación de la retina que además, aparece de forma muy rápida. No es de extrañar pues, que el principal síntoma de la DMAE húmeda sea la metamorfopsia. Si la retina se deforma, las imágenes también se percibirán deformadas, como si mirásemos a través de un cristal deformado.

Si dejamos que la NVC progrese sin tratamiento, seguirá creciendo y produciendo una destrucción progresiva de la mácula. No crece de forma indefinida, pero cuando deja de crecer, el tejido neovascular queda sustituido por una cicatriz fibrosa, la denominada *cicatriz disciforme*, o estadio final de la DMAE húmeda (Figura 12, Galería de imágenes).

El diagnóstico de DMAE se basa en el hallazgo, en el fondo de ojo del paciente, de los signos antes mencionados. Pero el examen oftalmológico no siempre es suficiente. A menudo pueden surgir dudas o el diagnóstico no estar claro, especialmente cuando hay sospecha de DMAE húmeda. En oftalmología se usan varias pruebas de imagen complementarias, aunque para diagnosticar y monitorizar la DMAE sólo unas pocas son realmente útiles. Para no extendernos demasiado, hablaremos sólo de dos pruebas fundamentales.

Tomografía de coherencia óptica (OCT)

La tomografía de coherencia óptica (u OCT, del inglés *Optical Coherence Tomography*) es una técnica de imagen muy utilizada en oftalmología, especialmente para el estudio de la retina. Se trata de un aparato que nos da imágenes de muy alta resolución y tomográficas (es decir, en sección, como si hubiéramos hecho un corte de la retina y la estuviéramos viendo por dentro, similar a lo que hace un TAC o escáner). El nivel de detalle es tan alto que se pueden llegar a identificar las diferentes capas de células de la retina (Figura 13, Galería de imágenes). Esto nos permite ver detalles como las drusas (Figura 14, Galería de imágenes) o el adelgazamiento progresivo de la mácula (Figura 15, Galería de imágenes), pero sobre todo nos permite detectar la presencia de NVC (Figuras 16 y 17, Galería de imágenes).

La OCT es importante no sólo en el diagnóstico de la DMAE húmeda, si no también para el seguimiento de la enfermedad y para valorar su respuesta al tratamiento.

Clínica de la DMAE

El resultado de la OCT es también muy importante a la hora de decidir si un paciente con DMAE húmeda necesita o no tratamiento.

Además de confirmar si hay o no NVC, la OCT nos permite saber si la NVC está activa o no. Cuando decimos que la DMAE húmeda o la NVC están activas nos referimos a que están en fase de crecimiento y, por tanto, hay riesgo de pérdida de visión. La actividad de la NVC la podemos ver, a veces, a simple vista a través del examen oftalmológico, pero la OCT nos da un resultado más fiable. Los signos en la OCT que nos hacen sospechar que la NVC está activa son:

- Crecimiento de la NVC (es decir, se ve más grande que en visitas anteriores).
- Presencia de fluido o líquido dentro de la retina (Figura 17, Galería de imágenes).

Angiografía fluoresceínica

Se trata de una técnica en la que se usa un contraste endovenoso con propiedades fluorescentes (fluoresceína) para obtener imágenes del fondo de ojo. La principal utilidad hoy en día de la angiografía fluoresceínica para la DMAE es confirmar la presencia de NVC (los neovasos, al ser vasos sanguíneos, se llenan con el contraste y se detectan fácilmente en la angiografía).

Aunque sigue siendo muy útil para diagnosticar ciertos

casos de DMAE húmeda, la angiografía ha quedado relegada a un segundo plano por la OCT, al ser esta última más rápida, cómoda y no invasiva (Figura 18, Galería de imágenes). Aun así, la angiografía se sigue utilizando, sobre todo para aquellos casos en los que pueda haber duda sobre si hay o no NVC (en ocasiones, ni siquiera la OCT nos permite confirmarlo con seguridad).

PUNTOS CLAVE

- Todas las formas de DMAE producen pérdida de visión.
- La pérdida de visión en la DMAE seca es lenta y progresiva. Típicamente va acompañada de otros síntomas como el deslumbramiento.
- La presencia de drusas en la mácula es característica de la DMAE seca.
- La pérdida de visión en la DMAE húmeda es brusca y progresa rápidamente en cuestión de días. Es muy característica la pérdida de visión asociada a metamorfopsia.
- La presencia de neovascularización coroidea (NVC) es específica de la DMAE húmeda.
- Las fases más avanzadas de ambas formas de DMAE pueden llegar a ser muy parecidas en cuanto a síntomas: pérdida de visión severa con escotoma central.

Clínica de la DMAE

4. Tratamiento de la DMAE

La DMAE es una enfermedad multifactorial. Por tanto, para tratarla desde su origen, tendríamos que abarcar varios frentes: los factores genéticos, los ambientales y el envejecimiento. Hoy en día no existen tratamientos ni opciones para modificar nuestros genes y desde luego, tampoco podemos evitar ni frenar el envejecimiento. Sólo nos queda la opción de la prevención, como comentábamos antes, controlando al máximo los factores ambientales o externos (tabaco, colesterol, tensión arterial, obesidad).

La afirmación anterior, aunque bastante aproximada, requiere ciertos matices. Sí existen tratamientos para la DMAE, pero sólo para las formas húmedas de la enfermedad, no para la DMAE seca. Los tratamientos que tenemos hoy en día sirven para frenar la progresión de la DMAE húmeda, y en algunos casos incluso mejorar la visión, pero ciertamente no pueden erradicar la enfermedad por completo. A continuación, explicamos con un poco más de detalle en qué consisten los tratamientos de los que disponemos hoy en día.

¿Se puede prevenir la DMAE?

Al igual que ocurre con el tratamiento para prevenir la enfermedad deberíamos poder prevenir sus factores causantes. Hay dos cosas que no podemos alterar: no podemos frenar el envejecimiento (porque si pudiéramos, ya no estaríamos escribiendo este libro) y no podemos modificar nuestros genes. Así pues, lo único que podemos modificar de esta ecuación son los factores ambientales.

No existen recomendaciones específicas en cuanto a la prevención de la DMAE. Se recomienda lo mismo que le recomendaría su médico de familia: evitar el tabaco, mantener las cifras de colesterol y tensión arterial controladas, evitar la obesidad y seguir una dieta equilibrada rica en antioxidantes. Estas recomendaciones se basan sobre todo en aquello que hemos explicado antes sobre los factores ambientales o modificables de la enfermedad.

Pero por muy saludable que haya sido la vida de una persona, si tiene una predisposición genética importante, desarrollará la enfermedad igualmente. El peso de los genes es vital y eso es inamovible. Lo que sí parece influir de forma beneficiosa en la evolución de la enfermedad es un buen control de estos factores ambientales.

Es decir, la DMAE se desarrollará igualmente porque nuestros genes así lo dictan, pero si hemos mantenido un control correcto de los factores ambientales, la enfermedad puede ser menos agresiva o desarrollarse más tarde.

Los controles oftalmológicos rutinarios son de gran importancia para diagnosticar de forma precoz la DMAE. A partir de los 45-50 años aumenta de forma significativa la probabilidad de presentar enfermedades oculares, como el glaucoma, la presbicia y la catarata, además de la DMAE. Ya hemos mencionado antes que, la prevalencia de la DMAE es alta y va aumentando a medida que envejecemos. Precisamente, por ser una población de mayor riesgo, los mayores de 50 años, aun sin síntomas ni antecedentes oculares, deberían someterse a revisiones oftalmológicas anuales. Esta recomendación tiene mucha más importancia para aquellas personas que tengan familiares afectos de DMAE, ya que sabemos que estas personas tienen un riesgo aún mayor de padecer la enfermedad.

Muchos pacientes nos preguntan, una vez diagnosticados de DMAE, qué pueden hacer para evitar que progrese la enfermedad o impedir que se desarrolle en el otro ojo, si es que sólo hay un ojo afectado. No tenemos a día de hoy una respuesta satisfactoria a esta pregunta. Realmente, no podemos frenar la progresión de la DMAE porque es una enfermedad degenerativa determinada por los genes y porque, por mucho que lo intentemos, cada año seremos un poco más mayores. Lo único que podemos hacer es modular la severidad de la enfermedad evitando el tabaco, normalizando las cifras de colesterol y tensión y siguiendo una dieta saludable. Al hilo de la dieta y la DMAE, hablaremos un poco más sobre los suplementos vitamínicos y antioxidantes en el siguiente apartado sobre el tratamiento de la DMAE seca.

Tratamiento de la DMAE seca

Como decíamos, no existen tratamientos que hayan conseguido detener la progresión de la DMAE seca, al contrario que en la DMAE húmeda. Es importante controlar los factores que puedan contribuir al empeoramiento de la enfermedad como el tabaco, la tensión arterial, cifras de colesterol, etcétera, pero no hay que olvidar que la principal causa de la enfermedad es genética y, por tanto, a día de hoy irreversible.

A falta de tratamientos específicos que puedan detener la degeneración de la mácula, existen tratamientos que pueden enlentecer su progresión, como son los antioxidantes o suplementos vitamínicos específicos. Los hemos mencionado anteriormente, pero explicaremos un poco más cuál es su función y si realmente son efectivos.

Las células de la retina, como cualquier otra célula de nuestro organismo, necesitan vitaminas y oligoelementos para poder funcionar. Cada célula es distinta y tiene necesidades distintas. Los fotorreceptores (células encargadas de la visión) tienen unas necesidades diferentes que los glóbulos rojos de la sangre, por ejemplo.

¿Cómo sabemos cuáles son las vitaminas que le van bien a nuestra retina? Eso dependerá de la función de cada célula. Al igual que los glóbulos rojos necesitan vitamina B12 y ácido fólico, los fotorreceptores necesitan otro tipo de elementos para realizar los procesos moleculares relacionados con la visión.

Hace ya años, se demostró que la toma de suplementos que contuvieran determinados antioxidantes y oligoelementos (en concreto zinc, ß-caroteno y vitaminas C y E) podía reducir el riesgo de progresión de la DMAE seca). Pero cuidado, no hay que confundir enlentecer con detener. La enfermedad seguirá progresando a pesar de que se tomen los suplementos, pero lo hará de forma más lenta.

Muchos pacientes nos preguntan si realmente vale la pena tomar estos suplementos y es comprensible que se hagan esa pregunta. Los suplementos a la larga son caros, no los cubre la Seguridad Social y el paciente no nota ninguna diferencia entre tomarlos y no tomarlos.

Entonces, ¿realmente vale la pena tomarlos? Según lo que nos dicen los estudios, sí merece la pena, pero con ciertas puntualizaciones: los suplementos son útiles en fases iniciales y medias de la DMAE seca, pero no en las fases más avanzadas. Tampoco sirven como tratamiento para la DMAE húmeda pero, en cambio, sí han demostrado que reducen la probabilidad de desarrollar una DMAE húmeda en pacientes con DMAE seca. En resumen, si un paciente tiene una forma incipiente o media de DMAE seca, los suplementos deberían recomendarse. En pacientes que tengan DMAE húmeda o DMAE seca en su forma más avanzada, queda a criterio del oftalmólogo y del propio paciente decidir si vale la pena seguir tomándolos o no.

En los últimos años se ha hablado mucho también de añadir ácidos grasos omega 3 y de sustituir el ß-caroteno de la fórmula original por luteína y zeaxantina (dos tipos de antioxidantes que se encuentran en condiciones normales en los fotorreceptores de la mácula). La luteína y la zeaxantina son útiles, al igual que lo era el ß-caroteno de la formulación original.

El cambio de ß-caroteno a luteína+zeaxantina se realizó por motivos de seguridad, ya que se observó que los ß-carotenos y otros derivados de la vitamina A a dosis altas aumentaban el riesgo de cáncer de pulmón en pacientes fumadores. Aunque no queda del todo clara la ventaja de los ácidos grasos omega 3, sí es cierto que las nuevas formulaciones tienden a incluir este tipo de ácido graso, al igual que la luteína y la zeaxantina.

Tratamiento de la DMAE húmeda

La DMAE húmeda es una forma muy particular de DMAE, como hemos comentado en apartados previos. Se distingue muy claramente de la DMAE seca por presentar un factor diferencial: la neovascularización coroidea (NVC).

Muchos de los pacientes que desarrollan DMAE húmeda tienen previamente grados variables de DMAE seca, a veces de forma tan incipiente que ni siquiera han llegado a notar síntomas. Dado que la DMAE seca y la DMAE húmeda son formas distintas de DMAE, el tratamiento de una no repercute en la otra. En otros términos, por mucho que tratemos la DMAE húmeda, si el paciente tiene además una DMAE seca asociada, ésta seguirá su curso independientemente del tratamiento.

Todo esto se debe a que los tratamientos para la DMAE húmeda están específicamente dirigidos contra la NVC, pero no contra el origen de la enfermedad en sí. Es decir, no estamos alterando para nada la predisposición genética ni anatómica a padecer DMAE, si no que estamos administrando un tratamiento "sintomático".

La degeneración y atrofia progresiva de la mácula siguen su curso pero, en cambio, sí logramos frenar el crecimiento de la NVC (causante de la mayor pérdida de visión en los pacientes que sufren este tipo de DMAE). Al no incidir en el origen o causa de la enfermedad, ésta puede recidivar o volver a aparecer. Veremos más adelante que los tratamientos actuales para la DMAE logran frenar de forma muy eficaz el crecimiento de la NVC, pero de forma temporal, de modo que hay que repetirlos periódicamente.

Al igual que la mayoría de tratamientos actuales para enfermedades de la retina, los tratamientos específicos para la DMAE húmeda son relativamente recientes. Antes de su aparición, los oftalmólogos no podíamos hacer

Tratamiento de la DMAE

nada más que ver cómo la mácula se iba dañando rápidamente y el paciente iba perdiendo visión hasta quedar sólo una cicatriz donde antes estaba la mácula. A lo largo de los años, han ido apareciendo distintos tratamientos (la mayoría ya abandonados) dirigidos hacia la NVC. Desde los primeros tratamientos más rudimentarios con láser, se han ido perfeccionando las terapias para la DMAE húmeda hasta llegar a las actuales moléculas obtenidas por biotecnología, los antiangiogénicos.

Láser térmico

La primera modalidad de tratamiento para la DMAE húmeda fue el *láser térmico*. El láser es un tratamiento que se utilizaba y se sigue usando para varias enfermedades de la retina. Lo que produce el láser es una quemadura localizada y de tamaño pequeño allí donde lo dirigimos. El objetivo del tratamiento con láser para la DMAE húmeda era destruir directamente la NVC por medio de una quemadura dirigida específicamente contra la lesión.

El principal problema de este tratamiento es que no sólo se destruía la NVC, si no también la retina adyacente. Por tanto, en aquellos casos en los que la NVC estaba muy cerca o en el centro mismo de la mácula, se producía una lesión importante que dejaba al paciente igualmente sin visión central. El otro problema del láser es que, aunque el tratamiento fuera eficaz, la NVC podía volver a aparecer más tarde en otro sitio del mismo ojo o incluso en el mismo sitio sobre el que se había aplicado el láser.

Se han probado otras modalidades que, al igual que el láser, pretenden destruir o eliminar la NVC. Ejemplos de estas terapias son la *termoterapia transpupilar* (consiste en aplicar una fuente de calor que destruye la NVC) o la *radioterapia* (la NVC responde a la radioterapia de un modo similar a como lo haría un tumor: haciéndose más pequeña).

Ni el láser ni los demás tratamientos mencionados anteriormente se usan hoy en día, tanto por el alto número de complicaciones que asociaban como por los malos resultados a nivel de la visión.

Cirugía retiniana

Una pregunta reincidente de los pacientes en la consulta cuando se les diagnostica DMAE por primera vez es: *¿No existe ningún tipo de operación o cirugía para mi problema?*

Aunque la respuesta actual es que no, lo cierto es que años atrás se usó la cirugía para el tratamiento de la DMAE húmeda. Nunca fue un tratamiento generalizado, ya que pocos cirujanos tenían el nivel adecuado para realizar este tipo de cirugías y actualmente se han abandonado por completo, ya que los tratamientos actuales son mejores, tanto en cuanto a resultados sobre la visión como a complicaciones asociadas.

La denominada *cirugía submacular* no tenía por objetivo destruir la NVC (como el láser) sino más bien extraerla directamente de debajo de la retina. Este tipo de cirugía era altamente complejo y la tasa de complicaciones era alta. Al extraer la NVC, se extraían también de forma involuntaria trozos de retina sanos, con lo que el paciente terminaba sin NVC pero con una cicatriz en la mácula que tampoco le permitía ver.

Otro tipo de tratamiento quirúrgico para paliar los efectos de la DMAE es la denominada *translocación macular*. Este tipo de cirugía es una cirugía paliativa que no pretendía detener la NVC si no más bien mejorar la visión del paciente, cambiando la mácula de lugar por medio de una rotación de la retina.

El procedimiento parece simple pero en realidad es muy complejo y requiere de un cirujano muy experto. De modo muy simplificado, la técnica quirúrgica consiste en cortar la retina, despegarla –o desprenderla– y en este momento rotarla ligeramente y volverla a pegar. Con esto se conseguía que la retina rotase y que la cicatriz retiniana que había producido la DMAE se desplazase fuera del centro. Con esto, el paciente ya no notaba la mancha en el centro de su campo de visión y en algunos casos, el paciente podía volver a ver.

Aunque parece un tratamiento maravilloso, lo cierto es que la cirugía tenía una tasa de complicaciones alta, en ocasiones graves. Además, aunque el resultado inmediato fuera bueno, la NVC tendía a reaparecer más tarde y de nuevo en el centro de la retina, con lo que el paciente volvía a perder visión otra vez, a pesar de la cirugía.

Así pues, aunque históricamente sí se han realizado tratamientos quirúrgicos para la DMAE húmeda, éstos ya no se usan en la actualidad.

Terapia fotodinámica (TFD)

El primer tratamiento que logró detener la progresión de la NVC sin provocar daños significativos a nivel de la mácula fue la *terapia fotodinámica* (TFD). La TFD emplea una sustancia fotosensible (verteporfin) que se administra por vena. Tras la inyección se expone la mácula a una fuente de luz específica que activa la sustancia, lo que genera una reacción química dentro de la propia NVC. Esta reacción produce un daño sobre los vasos sanguíneos que nutren a la NVC, de forma que se trombosan, se taponan y terminan inactivando la NVC.

La TFD consigue frenar la pérdida de visión e incluso recuperar algo de visión durante las primeras semanas de tratamiento, pero, irremediablemente, el paciente termina perdiendo visión a lo largo del primer año de tratamiento. Al ser la NVC un proceso casi siempre crónico, se requieren varios tratamientos, debido a la tendencia de la NVC a reactivarse con el tiempo.

La TFD ha quedado hoy en día relegada a un rol muy secundario como tratamiento de la DMAE, gracias a los nuevos fármacos disponibles, los antiangiogénicos. De todos modos, se sigue usando para otras enfermedades de la retina e incluso en la DMAE húmeda, como tratamiento asociado a los antiangiogénicos. Nunca debe usarse la TFD como tratamiento único para la DMAE húmeda, aunque sí se puede usar de forma combinada con antiangiogénicos en casos particulares.

Fármacos antiangiogénicos

La auténtica revolución en el tratamiento de la DMAE húmeda vino, curiosamente, de la mano de otras investigaciones que se estaban haciendo en el campo de la oncología para frenar ciertos tipos de cáncer.

Muchos quizá habrán oído mencionar las inyecciones –o incluso habrán sido tratados con ellas– que se ponen para tratar la DMAE húmeda. Lo que quizá no sabe la mayoría, es que estos tratamientos (denominados *fármacos antiangiogénicos*), derivan de otros que originalmente se diseñaron para tratar el cáncer de colon.

El primer fármaco antiangiogénico que se usó para el tratamiento de la DMAE húmeda fue Macugen® (nombre comercial de pegaptanib), que se empezó a comercializarse en 2004. Este fármaco se inyectaba dentro del ojo y conseguía frenar la pérdida de visión durante los primeros meses de tratamiento. Sus resultados en cuanto a visión eran claramente mejores que los de la terapia fotodinámica (el mejor tratamiento en ese momento), pero fue perdiendo peso a favor de los nuevos fármacos antiangiogénicos que fueron apareciendo poco después y que eran claramente más eficaces.

Fue prácticamente una casualidad lo que llevó a la utilización de los antiangiogénicos más recientes para el tratamiento de la DMAE húmeda. Algunos pacientes que padecían DMAE húmeda y que además se estaban tratando con Avastin® (nombre comercial de bevacizumab) por un cáncer de colon, mejoraban su visión y la NVC que presentaban tendía a disminuir su tamaño, al mismo tiempo que se reducía su tumor. Esta relación que se observó entre el tratamiento sistémico para el cáncer con Avastin® y la mejora de la DMAE húmeda, llevó a varios oftalmólogos a plantear este fármaco como una opción de tratamiento mejor incluso que Macugen®.

La relación entre el tratamiento con Avastin® y la mejora de la DMAE húmeda no era casual, precisamente por las propiedades *antiangiogénicas* de Avastin®, un anticuerpo que reconoce e inactiva una molécula (el *VEGF* o *Factor de Crecimiento Vascular Endotelial*) que es crucial para el desarrollo y crecimiento de nuevos vasos sanguíneos. Si inhibimos la capacidad para generar vasos sanguíneos (o capacidad de angiogénesis) de un tumor, limitamos su capacidad para desarrollar metástasis o tumores a distancia.

Del mismo modo que el VEGF es importante para el crecimiento de un tumor, también lo es para el desarrollo de la NVC. La NVC presente en la DMAE húmeda no puede desarrollarse sin el VEGF, por lo que si lo inhibimos con Avastin®, inactivamos la NVC e incluso podemos lograr que se reduzca parcialmente.

El problema de la administración de Avastin® por vena eran los efectos adversos, ya que la dosis administrada tenía que ser alta para llegar a ser eficaz a nivel del ojo. La solución a este problema fue inyectar la sustancia dentro del ojo, como se hacía con Macugen®. Inyectar el fármaco directamente en el ojo tiene muchas ventajas: la dosis necesaria es muy pequeña, por lo que prácticamente no hay efectos adversos y el fármaco entra directamente en contacto con la NVC.

Aunque Avastin® se sigue usando hoy en día para el tratamiento de la DMAE húmeda y ha demostrado ser un fármaco eficaz, hay un problema legal asociado a su uso. Avastin® es un fármaco que está aprobado para el tratamiento de ciertos tipos de cáncer pero no está aprobado para el tratamiento de la DMAE, del mismo modo que tampoco lo está para ser inyectado dentro del ojo. Existen actualmente alternativas a Avastin®, aprobadas para el tratamiento de la DMAE húmeda, igual o más eficaces, y con un mejor perfil de seguridad.

Lucentis®

Lucentis® (nombre comercial de ranibizumab) se desarrolló a partir de la misma molécula que Avastin®. Al contrario que Avastin®, Lucentis® está autorizado para uso intraocular y como tratamiento de la DMAE húmeda.

De hecho, Lucentis® ha sido el primer tratamiento aprobado específicamente para la DMAE húmeda, capaz, no sólo de frenar la pérdida de visión, sino también de mejorar la agudeza visual durante los primeros tres meses de tratamiento y, a partir de ahí, mantenerla estable durante el primer año. En este sentido, se diferencia claramente de los demás tratamientos anteriores, incluido Macugen®, ya que hasta entonces ningún tratamiento autorizado había conseguido mejorar la visión de estos pacientes y además mantener esta mejora de forma sostenida en el tiempo.

Eylea®

En 2011 se aprobó en Estados Unidos, un nuevo fármaco antiangiogénico, Eylea® (nombre comercial de aflibercept). Este fármaco, aprobado también en España desde finales del 2012, actúa contra el VEGF, pero a diferencia de Lucentis®, también actúa contra otros factores importantes en el proceso de la angiogénesis. Al actuar sobre un mayor número de moléculas, su efecto dura más tiempo (unas 8 semanas, frente a las 4 semanas que dura Lucentis®).

Resumiendo, existen a día de hoy 2 fármacos antiangiogénicos aprobados que se usan para el tratamiento de la DMAE húmeda: Lucentis® y Eylea®. A pesar de que Macugen® sigue estando aprobado para el tratamiento de la DMAE húmeda, está actualmente en desuso por ser claramente inferior a los nuevos antiangiogénicos.

Tratamiento
de la DMAE

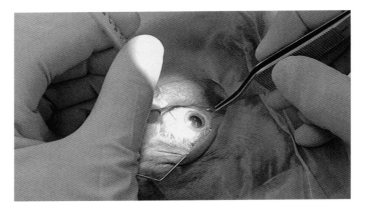

Figura 4.1. *Tratamiento de la DMAE húmeda. Vemos en la imagen cómo se realiza el procedimiento de la inyección intraocular del fármaco antiangiogénico. El proceso se suele hacer en una consulta especializada o en quirófano y con anestesia tópica (en gotas).*

Regímenes de tratamiento

Hemos descrito hasta aquí los fármacos usados para tratar la NVC, pero, ¿cuál es el régimen de tratamiento más indicado?

Una de las preguntas que más nos hacen los pacientes con DMAE húmeda es: ¿Cuántas inyecciones me van a tener que poner? La realidad es que no tenemos respuesta a esa pregunta. La DMAE húmeda es una enfermedad crónica, al igual que la DMAE seca y el efecto del fármaco antiangiogénico tiene una duración limitada. Por tanto, se entiende que será necesario repetir el tratamiento de forma indeterminada porque es muy complicado predecir la evolución que seguirá en el futuro la DMAE húmeda.

Por norma general, el primer año de tratamiento es cuando más inyecciones hay que poner (entre 5 y 8). Durante el segundo y tercer año la enfermedad suele seguir activa y hay que seguir tratando, aunque menos intensamente que el primer año. A partir de ahí, el tratamiento puede ser muy variable. Hay pacientes en los que la DMAE húmeda se inactiva de forma duradera y el paciente disfruta de un periodo largo (incluso de años) sin tratamiento, para luego activarse de nuevo y tener que volver a las inyecciones. Otros pacientes, en cambio, siguen necesitando inyecciones de forma periódica durante años y años, sin pausas a la vista (Figura 19-Galería de Imágenes).

El tratamiento se hace normalmente en función de si la DMAE húmeda está activa o no, de ahí la importancia de los controles oftalmológicos en estos pacientes. Los pacientes que sufren DMAE húmeda tienen que ser muy conscientes de su enfermedad y de que los controles oftalmológicos van a ser muy habituales.

¿Cuál es el régimen de tratamiento y visitas más habitual?

Una vez se confirma la presencia de DMAE húmeda, el tratamiento tiene que ser precoz. Cuanto más tardemos en tratar, peor será el pronóstico de visión final. Ya hemos comentado que la NVC es un proceso que avanza de forma rápida y que quita visión en poco tiempo. Si demoramos mucho el tratamiento (y por demora nos referimos a días, no a semanas ni a meses), la NVC crecerá, dañando progresivamente la mácula de forma irreversible.

Tratamiento
de la DMAE

Por este motivo, es crucial diagnosticar pronto la DMAE húmeda y, por tanto, se debe acudir al oftalmólogo enseguida que se noten síntomas que puedan ser compatibles con la enfermedad. Lo mismo es aplicable a las recidivas de la enfermedad. Un paciente que se ha tratado con inyecciones para la DMAE húmeda sabe que debe acudir inmediatamente al oftalmólogo si nota de nuevo los síntomas típicos (metamorfopsia y pérdida de visión).

Las inyecciones de fármacos antiangiogénicos (Lucentis® o Eylea®) pretenden sobre todo frenar la progresión de la enfermedad y evitar una mayor pérdida de visión. Si diagnosticamos y empezamos a tratar la DMAE húmeda pronto, es muy probable que consigamos además una mejora de la visión. Si iniciamos el tratamiento tarde, podemos lograr estabilizar la enfermedad y evitar su progresión, pero ya será más complicado que se produzca una mejora de la visión

Las pautas que se siguen habitualmente incluyen lo que los oftalmólogos denominamos la "dosis o periodo de carga". La dosis de carga consiste en realizar tres inyecciones mensuales seguidas, es decir, la primera inyección cuando se realiza el diagnóstico, la segunda al cabo de un mes y la tercera al cabo de un mes de la segunda. La mayoría de oftalmólogos adoptan este programa terapéutico de inyecciones, porque la mayor parte de estudios han demostrado que la enfermedad debe tratarse de forma más agresiva al principio y que tras estas tres primeras inyecciones, obtenemos la mejor visión posible. Por tanto, el período o dosis de carga nos da una idea bastante precisa de hasta qué punto puede mejorar la visión del paciente.

Una vez cumplido el período o dosis de carga de tres inyecciones, sigue la fase de mantenimiento. Originalmente, los fármacos antiangiogénicos están diseñados para seguir inyectándose de forma periódica: mensualmente (en el caso de Lucentis®) o cada dos meses (en el caso de Eylea® , ya que su efecto dura más) durante uno o dos años.

Para intentar aligerar la carga asistencial que esta enfermedad supone (pruebas, visitas e inyecciones), tanto para el paciente como para el sistema sanitario, se han propuesto regímenes alternativos a las inyecciones mensuales o bimensuales. Existen dos pautas de tratamiento que son actualmente las más aceptadas (ambas se inician siempre tras la dosis de carga):

- Controles mensuales y se inyecta sólo si la enfermedad está activa (este régimen se denomina PRN (*Pro Re Nata*) o "según necesidad"). Si se realizan los controles de forma estricta, la enfermedad se puede tratar rápidamente cada vez que se activa, aunque siempre se tiende a ir un poco por detrás de ésta.

  Si se opta por la opción de tratar sólo cuando la enfermedad esté activa, queda claro que tendrá que haber un consenso sobre qué significa que la enfermedad esté activa o cómo lo podemos detectar.

- La otra opción consiste en tratar con inyección en cada visita que se realice (haya o no haya signos de actividad), pero alargando de forma progresiva el intervalo entre visitas hasta un máximo de tres meses (es la denominada opción "tratar y extender").

Esta última opción nos permite ser más proactivos con la enfermedad, intentando ir un paso por delante de ésta. Los estudios más recientes de los que disponemos, los relativos a Eylea®, demuestran muy buenos resultados cuando tratamos cada dos meses el primer año y luego seguimos una pauta de "tratar y extender" a partir del segundo año.

De todos modos, no hay estudios comparativos que hayan demostrado cual de estas dos opciones es la mejor, por lo que al final, la pauta de tratamiento se hace a criterio del oftalmólogo.

Se tiende a ser bastante proactivo a la hora de tratar una DMAE húmeda, precisamente porque es importante tratar siempre que haya la más mínima sospecha de que la enfermedad está activa. La decisión de tratar o no tratar una DMAE húmeda se basa en:

- **Síntomas del paciente**: cuando la NVC se reactiva tras un tratamiento previo, el paciente suele notar como aparece de nuevo la metamorfopsia (ésta suele desaparecer de forma relativamente rápida tras el tratamiento). Si pasa más tiempo, empezará también a notar una pérdida de visión progresiva. Los síntomas que nos pueda referir el paciente junto con la pérdida de visión (que podemos cuantificar) son muy indicativos de que la enfermedad se ha reactivado. Si estos síntomas son congruentes con lo que vemos en la exploración oftalmológica, la decisión de tratar de nuevo está clara.

- **Aspecto del fondo de ojo**: observar el fondo de ojo del paciente también nos puede ser útil en algunos casos. La DMAE húmeda es relativamente fácil de diagnosticar por fondo de ojo cuando debuta, pero no es igual de fácil ver cambios sutiles una vez ya tratada. A veces pueden aparecer nuevas hemorragias en la mácula, y eso es un signo casi seguro de que la DMAE vuelve a estar activa. Pero estos cambios no siempre son visibles por fondo de ojo, por lo que damos mucha importancia al resultado de la tomografía de coherencia óptica (OCT).

- **Tomografía de coherencia óptica (OCT)**: en el apartado de diagnóstico mencionábamos la importancia de la OCT en el diagnóstico de la DMAE húmeda, pero sobre todo en el seguimiento del tratamiento. La OCT nos permite detectar cambios microscópicos en la mácula imposibles de ver a simple vista. Cuando una DMAE húmeda se activa de nuevo, es típica la aparición de cantidades mínimas de fluido dentro y/o debajo de la retina y es esto lo que queremos detectar con la OCT. Cualquier cambio mínimo en este sentido significa que la DMAE vuelve a estar activa y que hay que tratarla de nuevo.

- **Angiografía:** la angiografía no se suele usar de forma rutinaria para el seguimiento de la DMAE húmeda durante el tratamiento, ya que ha quedado desplazada por la OCT. Pero, en algunas ocasiones podemos tener dudas si la DMAE húmeda está activa o no y en estos casos puede ser útil la angiografía. Si el paciente tiene síntomas claros de metamorfopsia pero ni la OCT ni la exploración demuestran una actividad clara, se debería realizar una angiografía para salir de dudas.

¿Es perjudicial tener que «pinchar» el ojo tantas veces?

Esta es una pregunta que nos hacen muchas veces los pacientes y nuestra primera respuesta es que cualquier procedimiento mínimamente invasivo tiene sus riesgos. En nuestro caso, existe un riesgo mínimo de lesionar alguna estructura del interior del ojo –este riesgo es prácticamente nulo si la inyección la realiza un oftalmólogo con experiencia– pero, sobre todo, existe el riesgo de que se produzca una infección en el ojo. Este riesgo es bajo (suele ser inferior a 1 de cada 1000 inyecciones). y se minimiza si realizamos la inyección en condiciones higiénicas adecuadas (en un quirófano o en una consulta especialmente habilitada para administrar este tipo de inyecciones).

Al inyectar el fármaco directamente dentro del ojo (en vez de inyectarlo por vena o administrarlo por vía oral), nos ahorramos en gran medida los efectos adversos sistémicos que se pudieran producir en el organismo. Aun así, una pequeña dosis del fármaco sí llega al torrente sanguíneo y puede producir efectos adversos, de los cuales el más conocido es el aumento del riesgo de accidente vascular cerebral o ictus. Este riesgo es muy bajo, pero hay que tenerlo en cuenta si vamos a tratar a un paciente que tenga riesgo de padecer o que ya haya sufrido un ictus previo.

El futuro de los tratamientos para la DMAE

A día de hoy, no tenemos tratamientos que nos permitan detener la enfermedad, dado que es una enfermedad degenerativa causada mayoritariamente por factores genéticos. Podemos enlentecer en cierta medida la progresión de la DMAE seca con suplementos vitamínicos y frenar la progresión de la DMAE húmeda con inyecciones de antiangiogénicos.

Pero no nos podemos permitir ser prisioneros de nuestro presente. No tener tratamientos más eficaces a día de hoy no significa que no vayamos a tener tratamientos mejores en el futuro. Las novedades más importantes en el campo de la DMAE que se están estudiando en la actualidad son:

- **Perfeccionamiento de los tratamientos antiangiogénicos actuales**. Se están estudiando nuevos tratamientos (basados también en inyecciones) que tendrán un mayor efecto y una mayor duración de la actividad. Esto se traducirá a la larga en mejores resultados para la visión y menos inyecciones, lo que mejorará ostensiblemente la calidad de vida del paciente, que no tendrá que acudir tan a menudo al oftalmólogo.

Tratamiento
de la DMAE

77

- **Tratamiento para frenar la progresión de la DMAE seca en fase avanzada.** Se están realizando estudios, que se encuentran en una fase ya muy avanzada, de un tratamiento para frenar de forma más eficaz la progresión de la DMAE seca. Este tratamiento se basa en las inyecciones intraoculares de una molécula (lampalizumab) que puede frenar la progresión (aunque no detenerla del todo) de la DMAE seca en fases avanzadas.

  Este tratamiento no mejora en ningún caso la visión de los pacientes, ya que la enfermedad seguirá progresando aunque más lentamente. Se trata más bien de un tratamiento preventivo que evita una pérdida de visión aun mayor. Al paciente puede no parecerle un gran avance pero sí lo es para los oftalmólogos, ya que sienta las bases para futuros tratamientos más eficaces para una enfermedad, la DMAE seca, que hasta ahora no tenía ninguno.

- **Terapia génica.** Poder influir o modificar la expresión de nuestros genes es algo que tenemos relativamente cerca para determinadas enfermedades *monogénicas* (aquellas que sólo dependen de un gen). En el caso de las enfermedades *poligénicas*, como la DMAE, seguramente habrá que esperar aún muchos años. Todavía sabemos poco sobre la genética de la DMAE como para pretender que se desarrollen terapias génicas para la enfermedad a corto y medio plazo. Pero el futuro de ésta y otras enfermedades parecidas, puede pasar por este tipo de tratamientos.

- **Terapias regenerativas de la mácula/retina.** Si la terapia génica nos queda lejos, el poder regenerar las células y las capas de la retina nos queda más lejos todavía. Reproducir un fotorreceptor en el laboratorio ya no es fácil, pero ponerlo dentro del ojo y conseguir que funcione es aún más difícil. La retina tiene una estructura muy compleja, de las más complejas del organismo, por lo que la capacidad de regenerar la retina se prevé como un desafío a muy largo plazo.

  Por otro lado, no es suficiente con reemplazar la retina dañada, esperar que funcione y ya está. No hay que olvidar que el ojo afectado de DMAE es un ojo envejecido y es un medio hostil para que puedan sobrevivir las células trasplantadas. Por tanto, idealmente, tendríamos que desarrollar un tratamiento que evite la degeneración de las células de la retina, para no llegar al punto de tener que regenerarlas.

PUNTOS CLAVE

- En la actualidad, no existen tratamientos para la DMAE seca. Los suplementos vitamínicos enlentecen la progresión hacia formas más severas, pero no detienen la progresión de la enfermedad.
- El tratamiento más eficaz y seguro del que disponemos en la actualidad para la DMAE húmeda son los fármacos antiangiogénicos

(Lucentis® y Eylea®), los cuales se inyectan directamente en el interior de la cavidad ocular.

- Dado que la DMAE húmeda es una enfermedad crónica que tiende a presentar recurrencias, suelen ser necesarias varias inyecciones durante el transcurso de la enfermedad.
- El protocolo más habitual para tratar la DMAE húmeda son 3 inyecciones mensuales desde el momento del diagnóstico. A partir de aquí, se puede seguir tratando según la necesidad (cuando la enfermedad esté activa) o bien tratar en todas las visitas pero alargando el intervalo entre visitas.
- El pronóstico visual final de la DMAE húmeda depende en gran medida de la visión al iniciar el tratamiento, razón fundamental por la que este debe iniciarse lo más precozmente posible
- El concepto de que la visión será mejor cuanto antes se trate la DMAE húmeda, también se aplica a las recurrencias: al detectar una nueva recurrencia se debe tratar rápidamente. Cuanto más precoz sea el tratamiento, mejor será el resultado final para la visión.

Galería de imágenes

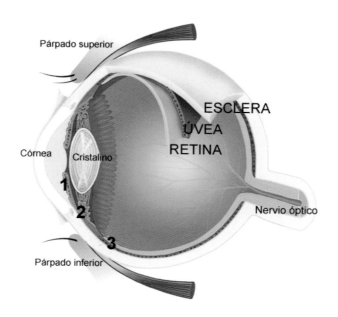

Figura 1. *Vista del globo ocular en sección. El globo ocular se puede considerar como una esfera que consta de 3 capas concéntricas. De exterior a interior: Esclera, Úvea (ésta a su vez se subdivide en 1. Iris, 2. Cuerpo ciliar y 3. Coroides) y Retina. En la parte más anterior del globo ocular se encuentra la córnea y el cristalino, que son estructuras transparentes que dejan pasar la luz hacia la retina (como el objetivo de una cámara). En la parte posterior, se encuentra el nervio óptico, que es el encargado de transmitir los impulsos visuales desde la retina hacia el cerebro.*

I

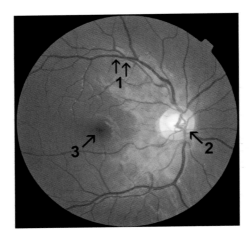

Figura 2. *Fondo de ojo. Cuando visualizamos el fondo de ojo durante la exploración oftalmológica vemos principalmente retina (de color anaranjado) y su parte más central, la mácula (3). Podemos ver también los vasos sanguíneos de la retina (1) y la parte más anterior o cabeza del nervio óptico (2).*

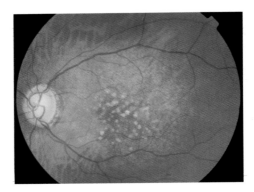

Figura 3. *DMAE seca. Si comparamos con un ojo normal, vemos que en la zona central de la retina, en la mácula, van apareciendo unos cambios que son progresivos. Las manchas amarillentas que se ven en la mácula son las drusas. Como veremos más adelante, las drusas son el paradigma de la DMAE seca.*

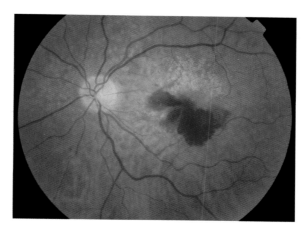

Figura 4. *DMAE húmeda. A nivel de la mácula podemos observar una hemorragia. La hemorragia, en menor o mayor grado, es muy característica de la forma húmeda de la enfermedad.*

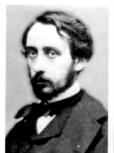 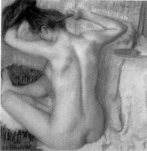 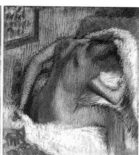

Figura 5. *Izquierda: retrato de Edgar Degas (1834-1917). Imagen del medio: mujer peinándose (1886). Esta obra fue pintada en la época en que Degas gozaba de buena visión. Imagen de la derecha: mujer secándose el cabello (1905), cuadro pintado en la época en que ya sufría pérdida de visión.*

III

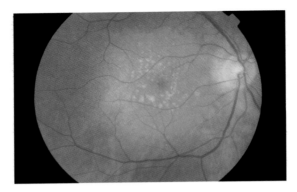

Figura 6. *Caso clínico DMAE seca. Alberto, un hombre ya jubilado de 65 años, acude a la consulta porque desde hace años tiene la sensación de que el sol le molesta cada vez más. No le ha dado mucha importancia a este hecho hasta que empieza a notar, además, una leve dificultad a la hora de leer. No nos puede concretar exactamente desde cuando es así, pero cree que ha ido progresando lentamente en los últimos meses. Está bastante preocupado, ya que sólo ve por el ojo derecho (perdió la visión del ojo izquierdo en un accidente cuando era más joven).*

La visión del ojo derecho es actualmente de 8/10 y la imagen del fondo de ojo nos permite ver varias drusas en la mácula. No vemos a simple vista ningún signo sospechoso de DMAE húmeda (no se ve hemorragia ni neovascularización coroidea). En este caso, no hacemos más pruebas porque no hay motivos para sospechar de nada más que de una DMAE seca en fase incipiente. A pesar de los síntomas visuales leves, la agudeza visual es buena y no hay metamorfopsia.

A Alberto se le recomienda que tome suplementos vitamínicos específicos para la DMAE, ya que se encuentra en una fase en la que este tipo de suplementos han demostrado beneficio a la hora de ralentizar la enfermedad. Asimismo, se le instruye en los síntomas de la DMAE húmeda y se le da una rejilla de Amsler para que pueda hacerse autocontroles en casa. Es importante que el paciente sepa que, a pesar de tener una forma seca de DMAE, existe un riesgo de desarrollar también una DMAE húmeda sobreañadida.

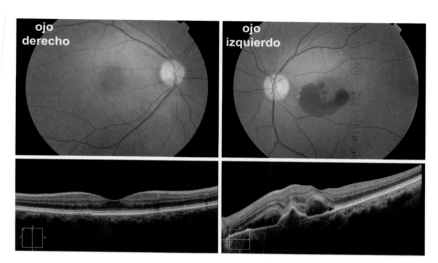

Figura 7. *Caso clínico DMAE húmeda (1). Carmen tiene 78 años y desde que se operó las cataratas hace ya 5 años, disfruta de una visión excepcional. Pero un día, mientras leía una novela notó algo en lo que no había reparado hasta entonces. Cada vez que intentaba enfocar sólo con el ojo izquierdo, se le ponía una mancha en el centro que no la dejaba ver.*

Cuando acude a la consulta oftalmológica, nos damos cuenta de que el ojo izquierdo ve menos que el ojo derecho (el ojo izquierdo ve solo 2 sobre 10, mientras que el izquierdo ve 10 sobre 10).

En el fondo de ojo vemos lo siguiente: el ojo derecho (arriba izquierda) es completamente normal, al igual que lo es la tomografía de coherencia óptica (OCT) correspondiente (abajo izquierda).

En cambio, en el ojo izquierdo (arriba derecha) vemos una hemorragia en forma de mancha rojiza en medio de la mácula. La OCT correspondiente (abajo derecha) es claramente distinta a la del otro ojo. Aquí vemos cómo hay un tejido anómalo debajo de la retina (corresponde a la neovascularización coroidea) y existe fluido asociado debajo de la retina. La deformación de la mácula junto con la sangre presente justifica que Carmen haya perdido visión y note una mancha en el centro.

V

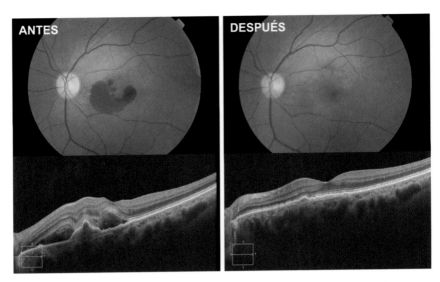

Figura 8. *Caso clínico DMAE húmeda (2). Tras diagnosticarla de DMAE húmeda, Carmen se somete a tratamiento con inyecciones intraoculares de antiangiogénico. Tras las tres inyecciones de carga, la visión ha mejorado claramente. En el ojo derecho la visión sigue siendo de 10/10 y en ojo izquierdo ha mejorado de 2/10 a 6/10.*

Las dos fotos de la izquierda corresponden al fondo de ojo y la OCT del ojo izquierdo antes de tratamiento y las dos de la derecha se realizaron después del tratamiento. Como puede observarse, la hemorragia ha desaparecido (arriba derecha) y la OCT ha normalizado su aspecto (abajo derecha), habiendo desaparecido el fluido que veíamos antes.

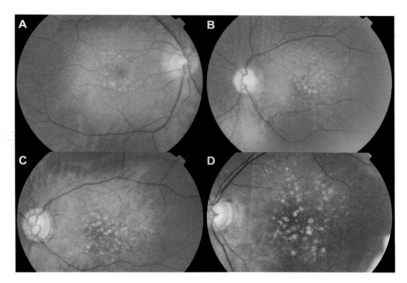

Figura 9. *Drusas. Las drusas se ven como pequeñas manchas re-dondeadas de color amarillento. Pueden ser de tamaño y número variable, según el estadio en que se encuentre la DMAE.*

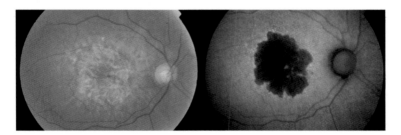

Figura 10. *Atrofia geográfica. En la foto de fondo de ojo (izquierda) se ve un aspecto más transparente o "deslustrado" de la mácula. Estos cambios se ven mucho mejor en la foto de la derecha, reali-zada con una técnica especial para destacar la falta de células retinianas. La zona que se ve negra corresponde a la zona de atro-fia en la que han desaparecido casi todas las células.*

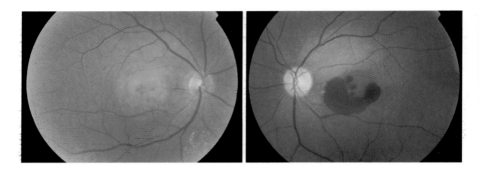

Figura 11. *Neovascularización coroidea (NVC). La NVC puede diagnosticarse fácilmente cuando va acompañada de una hemorragia importante en la retina (imagen de la derecha). Si la hemorragia es más pequeña o no existe, puede ser más complicado detectar la NVC (imagen de la izquierda).*

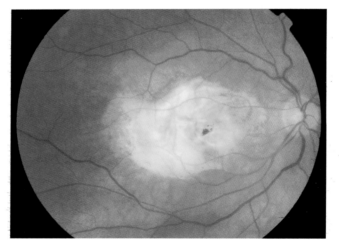

Figura 12. *Cicatriz disciforme. Donde antes estaba la NVC, ahora sólo hay una cicatriz fibrosa.*

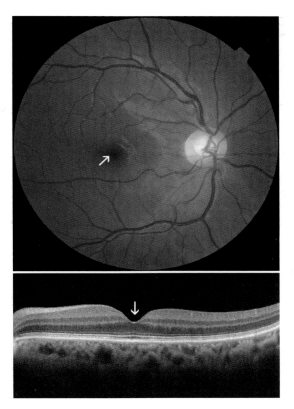

Figura 13. *OCT de un ojo normal. La OCT (imagen de abajo) es una representación tomográfica de la parte de la retina que queramos estudiar. En este caso, la imagen corresponde a la zona de la mácula. Con una flecha blanca se marca el centro de la mácula, que en el fondo de ojo se ve rojizo. En la OCT, la parte más central de la mácula se ve como una depresión (flecha blanca).*

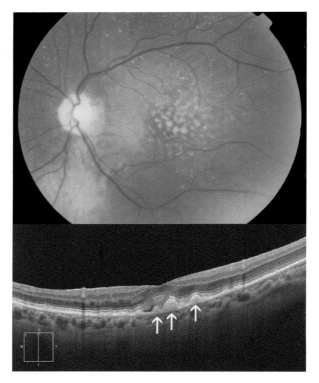

Figura 14. *OCT de un ojo con DMAE seca y drusas. En la imagen de arriba se ve la imagen del fondo de ojo en el que se aprecian drusas a nivel macular. En la OCT correspondiente (imagen de abajo) se observan las drusas como pequeñas irregularidades o "bultitos" situados debajo de la retina (flechas blancas).*

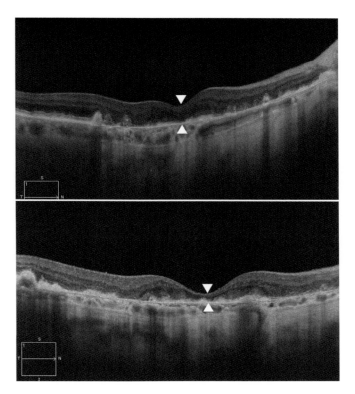

Figura 15. *Progresión de la OCT de un ojo con DMAE seca. En la imagen de arriba se ve la imagen de OCT de un ojo con DMAE seca. El grosor de la mácula (entre las puntas de flecha) está claramente reducido. Cinco años más tarde (Imagen de abajo), se ve cómo la DMAE ha progresado, observándose un mayor adelgazamiento de la mácula.*

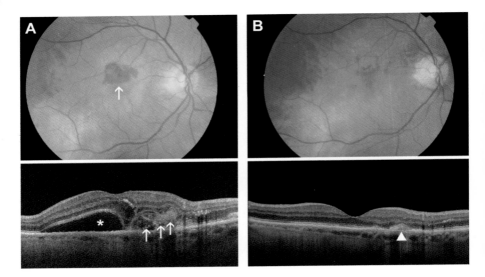

Figura 16. *OCT de un ojo con DMAE húmeda. A la izquierda se ven las imágenes de antes del tratamiento. Arriba, imagen de fondo de ojo con NVC y hemorragia (flecha blanca). En la OCT (abajo a la izquierda) se ve la deformación que produce la propia NVC (flechas blancas) y el fluido acompañante (asterisco).*

En la parte derecha, vemos el mismo paciente tras ser tratado. En la imagen del fondo de ojo (arriba derecha) ya no se aprecia la hemorragia. En la OCT correspondiente (abajo derecha), vemos cómo la retina ha normalizado su aspecto. Ha desaparecido el fluido y la NVC ha regresado, dejando sólo una pequeña cicatriz residual (punta de flecha blanca).

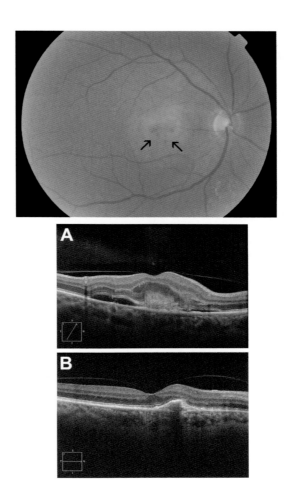

Figura 17. *OCT de un ojo con DMAE húmeda. En la parte superior se ve la imagen del fondo de ojo con NVC activa (flechas negras).*

En las imágenes inferiores, vemos las imágenes de OCT. A: antes del tratamiento. La OCT nos indica que la NVC está activa (se ve fluido asociado a la NVC). B: el mismo paciente tras el tratamiento. La NVC está inactiva (no hay fluido y sólo se ve la NVC como una cicatriz residual).

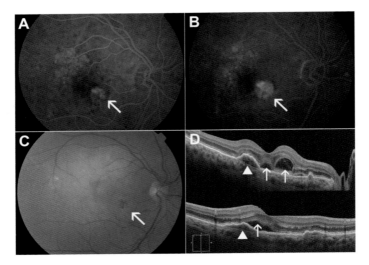

Figura 18. *Angiografía y OCT en el diagnóstico de la DMA húmeda. En la imagen del fondo de ojo (C), se detecta la NVC con una pequeña hemorragia asociada (flecha blanca). Las imágenes de OCT (D) muestran la propia NVC (punta de flecha blanca) y el fluido asociado (flechas blancas). En la parte de arriba vemos las imágenes correspondientes a la angiografía. A medida que va pasando el contraste (la imagen A es una imagen más precoz y B más tardía), se ve cómo la NVC va captando el contraste, volviéndose cada vez más fluorescente o blanca (flecha blanca).*

Figura 19. *Seguimiento de un paciente con DMAE húmeda. En la imagen compuesta, se ve el fondo de ojo del paciente al diagnóstico (arriba izquierda) y el aspecto más reciente, tras cuatro años de tratamiento (arriba derecha). A lo largo de estos cuatro años de tratamiento, el paciente ha ido presentando recidivas periódicas de la enfermedad (por orden numérico se muestran algunas de las OCT realizadas durante el seguimiento). Las OCT impares (1, 3, 5 y 7) muestran una NVC activa (por la presencia de fluido en la OCT). Las OCT pares (2, 4, 6 y 8) muestran la enfermedad en su fase inactiva (no se observa fluido en la retina). Durante estos cuatro años, el paciente ha recibido un total de 20 inyecciones de antiangiogénico en este ojo.* ⟶

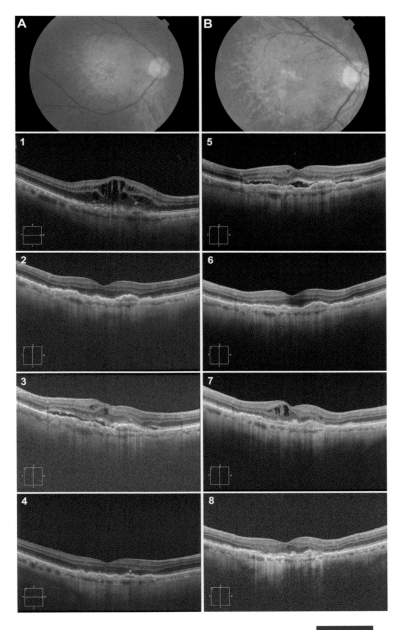

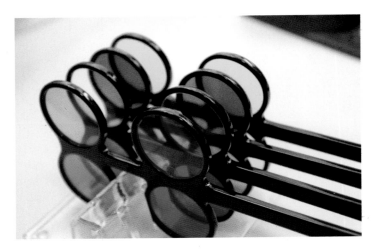

Figura 20. *Filtros para baja visión. Existen diferentes tipos de filtros que luego se adaptan a la gafa del paciente.*

5. Vivir con DMAE: las ayudas visuales

A la vista de lo que se ha expuesto hasta ahora, podemos concluir que la mayoría de pacientes afectos de DMAE sufrirán algún grado de pérdida de visión.

La visión es un sentido fundamental para nuestro funcionamiento y la pérdida de visión en la edad adulta significa una grave alteración de nuestra calidad de vida.

No es por capricho que la pérdida de visión está claramente reconocida como una causa importante de incapacidad laboral.

En fases no muy avanzadas de la enfermedad, el paciente puede hacer una vida más o menos normal, aunque con limitaciones evidentes. Pero en fases avanzadas de la enfermedad, la visión puede disminuir hasta el punto de no poder realizar ninguna tarea que requiera la visión central.

¿Qué opciones tienen los pacientes con baja visión?

Los pacientes con baja visión irreversible –ese grado de visión que no puede mejorar ni con tratamiento médico ni cirugía– pueden beneficiarse de las denominadas *ayudas visuales*. Las ayudas visuales son diferentes tipos de lentes o aparatos que les pueden ayudar a nivel óptico, para aprovechar mejor su visión residual.

Es importante recalcar que las ayudas visuales no son unas gafas especiales que nos aportarán más visión. Se trata de ayudas complementarias para aprovechar mejor la visión residual que nos queda. (Véase figura 5.1).

Los optometristas especializados en Baja Visión son los encargados de evaluar a estos pacientes y, en función de sus necesidades, enseñarles a utilizar estas ayudas ópticas o no ópticas.

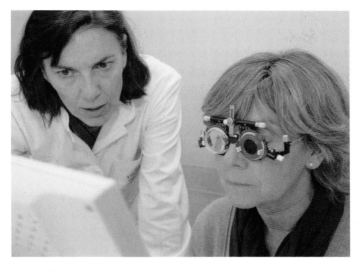

Figura 5.1. *Estudio de la baja visión y asesoramiento sobre las posibles ayudas visuales.*

Existen varios tipos de ayudas visuales; las más importantes las resumimos aquí:

1. **Ayudas ópticas**. Se trata de lentes especiales que pueden o no adaptarse a las gafas del paciente. Son generalmente lentes que magnifican mucho la imagen (tipo lupa o telescopio) y que pueden ayudar al paciente a mejorar su visión para los detalles.

2. **Ayudas no ópticas**. Las ayudas no ópticas pueden ir desde objetos especiales que facilitan el día a día a personas con baja visión (teléfonos con los números más grandes, relojes parlantes, etcétera) hasta los filtros de colores (Véase figura 20, Galería de Imágenes).

Los filtros de colores son especialmente útiles en pacientes con DMAE seca. Mencionábamos antes que los pacientes con DMAE seca se deslumbran con gran facilidad, debido a la pérdida progresiva de células en la mácula. Los filtros no aumentan la imagen ni dan más visión, pero permiten filtrar parte de la luz más dañina, de forma que el paciente se deslumbra menos. Los filtros mejoran el contraste y el confort visual del paciente, de manera que se percibe una mejora importante de la calidad visual.

3. **Ayudas electrónicas**. Las ayudas electrónicas van desde lupas electrónicas que reconocen un texto y lo agrandan hasta 60 veces (véase figura 5.2), hasta programas informáticos especializados que permiten agrandar el texto de aquello que vemos por el ordenador.

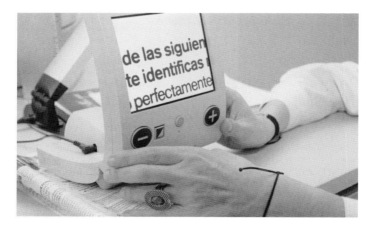

Figura 5.2. *Ayudas electrónicas.*

6. Preguntas y respuestas

¿Por qué tengo esta enfermedad? ¿Hay algo que podía haber hecho para prevenirla?

La enfermedad está causada por muchos factores, la gran mayoría genéticos. Por tanto, es poco probable que pudiera haber hecho algo para evitarla. Podemos moderar su grado de agresividad o retrasar su aparición evitando factores que sí podemos modificar (como el consumo de tabaco, las cifras de colesterol alto o la obesidad).

¿Es más benigna la DMAE seca que la DMAE húmeda?

Ambas formas de DMAE son degenerativas y a largo plazo ambas son incapacitantes, produciendo una pérdida de visión importante. Pero las dos formas se comportan de modo distinto: mientras la DMAE seca de forma lenta y progresiva y evoluciona a lo largo de los años, la DMAE húmeda es más agresiva, quitando visión rápidamente si no se trata.

¿Me voy a quedar ciego debido a esta enfermedad?

Eso depende de qué se entiende por quedarse ciego. La DMAE, incluso en sus estados más avanzados, no produce nunca una ceguera total, es decir, no deja a oscuras. Una DMAE muy avanzada, puede producir una pérdida de visión central importante. El paciente siempre tendrá visión periférica, pero al no tener buena visión central, ciertas tareas como leer, ver la televisión, realizar labores, etcétera le serán más complicadas.

¿Pueden desarrollar mis hijos esta enfermedad?

Los factores genéticos tienen un peso muy importante y sabemos que los familiares de primer grado tienen mayor probabilidad de desarrollar DMAE que otra persona sin familiares afectos. De todos modos, la probabilidad exacta no la conocemos y, por tanto, es difícil de predecir.

¿Se recomienda realizar controles oftalmológicos a los familiares de afectos de DMAE? ¿A partir de qué edad?

Generalmente se acepta que a partir de los 45-50 años, si es que no hay enfermedades oculares previas, es recomendable hacerse una revisión oftalmológica, independientemente de si hay o no antecedentes de DMAE en la familia. Los familiares de primer grado de pacientes con DMAE tienen mayor probabilidad de desarrollar la enfermedad, por lo que en estas personas la recomendación tiene más criterio.

¿Sirven para algo los tests de detección de riesgo genético de DMAE?

Los tests disponibles en la actualidad hacen un cálculo aproximado de la probabilidad de desarrollar DMAE en función de ciertas variables genéticas. El test se hace con una muestra de saliva, lo que no supone ninguna molestia para la persona que se somete al test. El resultado final nos da una probabilidad baja, media o alta de desarrollar DMAE.

Los resultados de estos tests hay que tomarlos con cierta cautela. Sólo estamos teniendo en cuenta el factor genético y no todos los genes conocidos, sino sólo unos cuantos. Tampoco tienen en cuenta los factores ambientales, y por eso el resultado es relativo: una probabilidad alta no significa necesariamente que se desarrollará la enfermedad, y a la inversa, una probabilidad baja no es garantía de que no se desarrolle la enfermedad.

¿Son realmente eficaces los suplementos vitamínicos?

Los suplementos vitamínicos han demostrado ser eficaces en las personas que tienen DMAE seca en sus formas más iniciales o medias. En las formas avanzadas de DMAE seca o DMAE húmeda no se ha observado ningún beneficio claro, aunque tampoco le va a perjudicar al paciente tomar vitaminas. Hay que puntualizar, de todos modos, que los suplementos en ningún momento detienen la progresión de la enfermedad sino que la enlentecen.

¿Puedo obtener los antioxidantes y vitaminas de los suplementos a través de la dieta?

Los antioxidantes, vitaminas y oligoelementos que contienen los suplementos vitamínicos pueden encontrarse en diversos alimentos, pero difícilmente se puede llegar a las mismas dosis que las que llevan los suplementos. Estos suplementos llevan dosis muy altas de todos los elementos necesarios, lo cual condiciona en parte el elevado precio que tienen. Para consumir la misma dosis a través de los alimentos habría que ingerir mucho más de lo que es razonable para un ser humano.

¿Hay algo que pueda hacer para prevenir la enfermedad o evitar que progrese?

En el caso de la DMAE seca, lo único que ha demostrado eficacia enlenteciendo la progresión son los suplementos vitamínicos. También es útil eliminar factores ambientales como el tabaco, el colesterol alto y la obesidad.

En el caso de la DMAE húmeda, lo más importante son los controles oftalmológicos y recibir tratamiento lo antes posible en caso de necesidad.

No se debe olvidar que la mayoría de pacientes con DMAE húmeda también tienen grados variables de DMAE seca asociada, por lo que las medidas preventivas de la DMAE seca también se aplican a estos casos.

¿Sirven de algo las visitas de control?

Las visitas oftalmológicas rutinarias son importantes sobre todo para observar la evolución de la enfermedad. Son especialmente importantes en el caso de la DMAE húmeda, ya que es vital aplicar el tratamiento cuanto antes y no demorarlo más de lo necesario.

Tengo DMAE húmeda y me han tratado ya con varias inyecciones. ¿Tendré que tratarme para toda la vida con estas inyecciones?

La DMAE húmeda es una enfermedad crónica y, por tanto, el tratamiento suele ser a largo plazo. Desde luego no es 100% predecible, pero lo más habitual es que haya que tratar con inyecciones frecuentes por lo menos durante los primeros 2-3 años. A partir de aquí, la frecuencia de las inyecciones puede reducirse, pero no cesa forzosamente la necesidad de tratamiento.

Preguntas
y respuestas

Me han diagnosticado DMAE seca en ambos ojos. ¿Puedo desarrollar también una DMAE húmeda?

Sí. La forma seca y la forma húmeda de DMAE no son mutuamente excluyentes. De hecho, la mayoría de pacientes que desarrollan DMAE húmeda tenían previamente grados variables de DMAE seca. Por ese motivo, es importante que el paciente con DMAE seca conozca los síntomas de la DMAE húmeda, para poder acudir rápidamente al oftalmólogo en caso de sospecha.

Me han diagnosticado una DMAE húmeda en un ojo. ¿Qué probabilidad hay de que me ocurra en el otro ojo?

No sabemos cuál es la probabilidad exacta, pero probablemente oscila entre un 40-50%. No conocemos las causas exactas de la DMAE húmeda, pero si una persona la desarrolla, probablemente sea porque tiene algún factor genético de riesgo que le predispone a desarrollar esta forma de DMAE. La predisposición es la misma para ambos ojos, así que si se tiene DMAE húmeda en un ojo, hay una probabilidad relativamente alta de desarrollarla también en el otro ojo.

Tuve una angina de pecho hace 6 meses y desde entonces tomo Aspirina® a diario. He oído que el uso habitual de Aspirina® puede ser perjudicial en pacientes que tienen DMAE. En la última revisión oftalmológica, mi oftalmólogo me comentó que tenía una forma incipiente de DMAE. ¿Debería dejar de tomar Aspirina®?

Es cierto que hay evidencias de que el uso continuado y crónico (más de 10 años) de Aspirina® se asocia a un riesgo algo mayor de desarrollar DMAE húmeda (no DMAE seca). Este riesgo es muy bajo, por lo que hay que tomar estos datos con cautela. Si tiene una indicación médica clara para tomar Aspirina® (en su caso la tiene, dado que tuvo una angina), queda claro que le beneficia más tomarla que no tomarla. Si no existe una indicación demasiado clara para tomar Aspirina® mejor no tomarla, ya que desde luego no es un tratamiento inocuo.

Tengo DMAE y cataratas. Me han recomendado que no me opere las cataratas porque podría empeorar la DMAE. ¿Es eso cierto?

Ha habido desde siempre mucha controversia en cuanto a la cirugía de cataratas en pacientes con DMAE. Se han hecho muchos estudios y lo cierto es que no hay ninguna evidencia clara de que la cirugía de cataratas afecte en algún sentido a la DMAE. Ahora bien, sí es cierto que la catarata, cuando todavía es incipiente, ofrece una cierta protección a la mácula, haciendo de filtro de la luz azul. Por tanto, operar una catarata pequeña o incipiente en un paciente afecto de DMAE, probablemente no le aportará ningún beneficio.

Cuando la catarata ya está más avanzada, sí puede ser beneficioso para el paciente operarse de cataratas. La cirugía le devolverá la visión que haya perdido por la catarata, pero no la que haya perdido debido a la DMAE. Por tanto, la decisión de operar o no la catarata en un paciente con DMAE es una decisión consensuada entre paciente y oftalmólogo. Es importante saber que la cirugía de la catarata sí puede demorarse sin problema, ya que el pronóstico visual de la catarata es el mismo, independientemente de cuándo se opere.

Tengo una forma avanzada de DMAE en ambos ojos y no veo prácticamente nada por el centro. ¿Podría beneficiarme un tratamiento con células madre?

El tema de las terapias con células madre está muy en boga actualmente y esto ha dado lugar a muchas interpretaciones erróneas. El tratamiento con células madre para la retina no se realiza en la actualidad en ningún lugar del mundo, al contrario de lo que muchas personas creen. En cambio, sí se están realizando ensayos clínicos en fases todavía muy iniciales. Estos primeros ensayos sólo pretenden perfeccionar la técnica y averiguar si el tratamiento es seguro o no, pero todavía no se ha llegado a ver ningún resultado beneficioso para el paciente.

En realidad, no nos interesan sólo las células madre, porque trasplantar células sueltas no va a devolver la visión a ningún paciente. Lo que interesa en el caso de la DMAE es la posibilidad de regenerar la retina al completo (a través de células madre), con sus capas y sus conexiones celulares. Esto no es una realidad a día de hoy y se prevé que pasarán todavía muchos años antes de que podamos verlo aplicado a la clínica diaria.

7. Información de utilidad para el paciente

Información sobre la enfermedad:

MEDline Plus:
http://www.nlm.nih.gov/medlineplus/spanish/macular-degeneration.html

National Institute of Health (NEI):
https://www.nei.nih.gov/health/espanol/amd_paciente

JAMA (Asociación Médica Americana) (en inglés):
http://jama.jamanetwork.com/article.aspx?articleid=202913

Alianza Internacional AMD (en inglés):
http://www.amdalliance.org

Sociedades oftalmológicas y optométricas especializadas:

Sociedad Española de Retina y Vítreo:
www.serv.es

Sociedad Española de Oftalmología:
www.oftalmoseo.com

Academia Americana de Oftalmología (en inglés):
www.aao.org

Sociedad Española de Especialistas en Baja Visión:
www.seebv.com

Asociaciones de pacientes:

Mácula-retina: Asociación de Enfermos y Familiares
http://www.macula-retina.es

Organización Nacional de Ciegos de España (ONCE):
http://www.once.es/new

Fundación Once para América Latina (FOAL):
http://www.foal.es

Asociación DOCE (Discapacitados Otros Ciegos de España):
http://asociaciondoce.com

Retimur. Asociación de afectados de retina de la Región de Murcia.
http://www.retimur.org